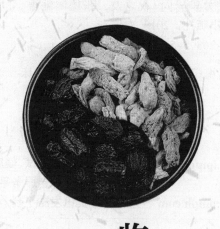

祝之友　张德鸿 编著

祝庆明 协编

临床中药

一

字之差辨异同

U0235690

人民卫生出版社

图书在版编目（CIP）数据

临床中药一字之差辨异同 / 祝之友，张德鸿编著.
—北京：人民卫生出版社，2018
ISBN 978-7-117-26395-5

Ⅰ. ①临⋯　Ⅱ. ①祝⋯②张⋯　Ⅲ. ①中药学－临床
药学　Ⅳ. ①R28

中国版本图书馆 CIP 数据核字（2018）第 070612 号

人卫智网	www.ipmph.com	医学教育、学术、考试、健康，
		购书智慧智能综合服务平台
人卫官网	www.pmph.com	人卫官方资讯发布平台

版权所有，侵权必究！

临床中药一字之差辨异同

编　　著：祝之友　张德鸿
出版发行：人民卫生出版社（中继线 010-59780011）
地　　址：北京市朝阳区潘家园南里 19 号
邮　　编：100021
E - mail：pmph @ pmph.com
购书热线：010-59787592　010-59787584　010-65264830
印　　刷：河北新华第一印刷有限责任公司
经　　销：新华书店
开　　本：710 × 1000　1/16　印张：14
字　　数：175 千字
版　　次：2018 年 5 月第 1 版　2018 年 5 月第 1 版第 1 次印刷
标准书号：ISBN 978-7-117-26395-5/R · 26396
定　　价：38.00 元

打击盗版举报电话：**010-59787491　E-mail：WQ @ pmph.com**
（凡属印装质量问题请与本社市场营销中心联系退换）

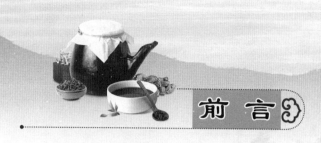

前 言

　　我国地大物博，中药材资源极其丰富，种类繁多。古今同一种中药各地使用品种不一，或同一品种在不同地区使用不同的中药名称，造成品种混乱。而现今临床中药品种繁多，名称相近或相似，常造成临床应用和调配差错，直接影响了中医临床疗效，更甚者造成医疗纠纷和医疗事故。

　　本书旨在将临床用药与中药饮片中药名相似，常发生混淆和差错事故的药品区分开。在编写过程中收载的药品以《中华人民共和国药典》2015年版一部收载基原为准，以药对形式标出，按处方用名、文献、本经释义、性味归经、功能主治、饮片鉴别要点、药材鉴别要点、本草解读、临床医师药师注意事项等进行对比，强化中药饮片鉴定知识，确保中药饮片质量和临床用药安全，从而达到易学、易记、易于推广之目的。

　　本书通过对比学习法，旨在提升中医药生存与发展空间，杜绝假冒伪劣饮片损害中医药声誉。书中不妥之处，恳请广大读者批评斧正，以便修改完善。期待本书能为中药临床药学的发展尽一点微薄之力。

全国名老中医药专家传承工作室　祝之友

洪雅县中医医院

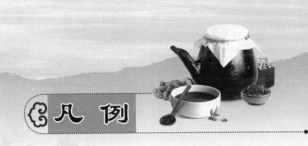

凡例

本书为笔者多年的临床药学讲稿整理而成，以临床中药师为主要对象，偏重于临床药学方面知识，旨在为国家培养中药临床药学人才。

文献 以《神农本草经》孙本1963年版为主，参考其他版本。若与其他版本出入较大者（主要是句读和内容）则同时列出所用版本。

本经释义 目前中药临床药学人员知识结构中普遍欠缺医学知识，药学人员学习"经典"有困难，所以笔者尽量将"经文"所列内容，以笔者认识水平加以注解，为中药临床药学人员能够确切知识和点评临床医生处方打下医学知识基础。

处方用名 以《中华人民共和国药典》（以下简称《药典》）为准，《药典》未收载的则以中医常用通用名称为准。

《药典》收载品种，均以《药典》2015年版一部为准，《药典》未收载品种，则以《地方标准》为依据。

性味归经与功能主治 均以国家《药典》为依据，"经文"中特殊作用，除在"经文要义"中提及外，也会在临床医师与临床药师注意事项中提及。

药材鉴别要点 医疗单位基本不接触中药材。在医药系统中，以中药饮片生产为主的企业尤应注意。用药须注重中药饮片质量，其本源，作为医疗系统药学人员应该熟悉。

饮片鉴别要点 为本书重点，旨在提高临床中药饮片质量。

按国家政策,中药饮片的加工和炮制主要由中药饮片生产企业负责,而医疗系统的药学人员接触的均是中药饮片,可目前还没有统一标准的中药饮片质量鉴定和文字描述,即使是教学医院也只注重中药材的鉴别。笔者根据多年中药饮片鉴别知识,将每种中药饮片均整理总结出饮片鉴别要点,供医疗机构中药临床药学人员学习参考。

中药经验鉴别专用术语　对于中药饮片鉴别特别重要,是传统中药鉴别的经验总结,是中医药文化之精要,希望中药临床药学人员能够学习和掌握。

本草解读　此为笔者整理中药相关知识要点,供读者学习,帮助鉴别应用。

临床医师与临床药师注意事项　此处重在提醒临床处方医师和中药临床药学人员在临床工作中应注意的事项,一方面是提高中医临床疗效,另一方面是防范医疗风险和医疗事故的发生。

名著论选　主要选取前人对《神农本草经》(以下简称《本经》)的解读和临床应用经验,加深中药临床药学人员对"经文"的学习和理解。

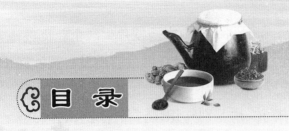

目　录

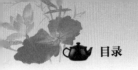

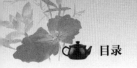

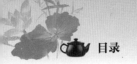

目录

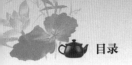

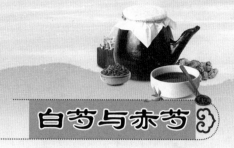

白芍与赤芍

异同讲解

芍药，在古代无赤芍、白芍之分，也无家种、野生之别。苏颂在《图经本草》中云："芍药……春生红芽作丛，茎上三枝五叶，似牡丹而狭长。高一二尺。夏开花，有红、白、紫数种，子似牡丹子而小。秋时采根，根亦有赤、白二色。"说明赤芍、白芍为同一基原，在不同的地域栽种，花的颜色有所变异。古人依芍药花之颜色不同而判定赤芍、白芍。李时珍亦沿袭了前人之说。苏颂指出："张仲景治伤寒多用芍药，以其主寒热、利小便故也。"很显然，《伤寒论》汤方中芍药只能是现今赤芍无疑。自梁代《本草经集注》才有赤芍、白芍名称之分。自此，后世医家以白芍主补，赤芍主泻；白芍主收，而赤芍主散。但其品种和炮制品仍是混乱为用。

赤芍、白芍基原相同，一般白芍取之栽培品种，赤芍来自野生品种；另外，因加工方法不同分为赤芍、白芍。芍药根去皮，沸水煮后晒干者为白芍，芍药根及根茎直接晒干生用为赤芍。

现代药理学研究认为：赤芍、白芍含有相同化学成分，而赤芍有效成分含量比白芍高，功能近似，而治疗心血管疾病，赤芍优于白芍。

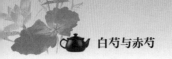

白芍 Baishao

【文献】《本经》："芍药，味苦平。主邪气腹痛，除血痹，破坚积寒热，疝瘕，止痛，利小便，益气。生川谷及丘陵。"

【处方用名】白芍——毛茛科 *Ranunculaceae.*

《药典》2015 年版一部收载："白芍，为毛茛科植物芍药 *Paeonia lactiflora* Pall. 的干燥根。"

【性味归经】性微寒，味苦、酸。归肝、脾经。

【功能主治】养血调经，敛阴止汗，柔肝止痛，平抑肝阳。用于血虚萎黄，月经不调，自汗，盗汗，胁痛，腹痛，四肢挛痛，头痛眩晕等。

【注意事项】不宜与藜芦同用。

【药材鉴别要点】

白芍药材呈圆柱形，平直或稍有弯曲，长 5~20cm，直径 1~2.5cm，两端平截。表面类白色或淡红棕色，光洁或有纵皱纹及细根痕，偶有残存的棕褐色外皮。质重，坚实，不易折断，断面较平坦，"挂手"，粉性足，类白色或微带棕红色，形成层环明显，射线放射状。气微，味微苦，酸。

【饮片鉴别要点】

饮片呈类圆形薄片。表面淡棕红色至类白色，平滑。饮片切面类白色或微带棕红色，略呈"角质样"。形成层环明显，木部可见稍隆起的筋脉纹呈放射状排列。气微，味微苦，涩。

【中药经验鉴别专用术语】

1. 挂手：特指正品白芍粉性足，用手摸其断面有黏手的感觉。

2. 角质样：特指正品加工之白芍质量要求，过火或不及，均不成角质样。

☯ 赤芍 Chishao

【处方用名】赤芍——毛茛科 *Ranunculaceae*.

《药典》2015 年版一部收载："赤芍，为毛茛科植物芍药 *Paeonia lactiflora* Pall. 或川赤芍 *Paeonia veitchii* Lynch 的干燥根。"

【性味归经】性微寒，味苦。归肝经。

【功能主治】清热凉血，散瘀止痛。用于热入营血，温毒发斑，吐血，衄血，目赤肿痛，肝郁胁痛，经闭痛经，癥瘕腹痛，跌打损伤，痈肿疮疡等。

【药材鉴别要点】

药材呈圆柱形，稍弯曲，长 5~40cm，直径 0.5~3cm。表面棕褐色，粗糙，有粗而深的纵沟及皱纹，并有须根痕及横长的皮孔样突起，有的外皮易脱落。质硬而脆，易折断，断面粉白色或粉红色，可见"糟皮粉渣"。皮部窄（川芍药），木部放射状纹理明显，有的有裂隙。气微香，味微苦、酸涩。

【饮片鉴别要点】

饮片呈类圆形厚片，外表皮棕褐色。饮片切面类白色至粉红色，"菊花纹"明显，皮部窄，木部放射状纹理明显，有的饮片有裂隙。味微苦，酸涩。

【中药经验鉴别专用术语】

1. 糟皮粉渣：特指赤芍外皮薄，疏松易剥落，剥落处断面白色泛红，呈粉性。

2. 菊花纹：泛指根类药材横断面，饮片切面的放射状纹理，形如开放的菊花，又习称"菊花心"。

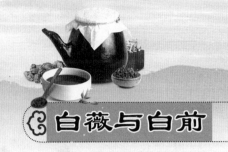

白薇与白前

异同讲解

白薇

白薇功效很多,但多种功效一般,没有明显特征。

◆ 清热泻火。尤长于清肺热,亦可清气分热。所以温热病的气分热盛,或者肺热咳嗽均可使用。

◆ 清热凉血。主治温热病热入营血,也可用于内科杂病之血热妄行。

◆ 清热解毒。可用于疮痈肿痛等病。

◆ 退虚热。可用于温病后期邪伏阴分的发热,夜热早凉,亦可用于一般阴虚内热证。

◆ 利尿通淋。可用于湿热淋证。

白薇为萝藦科植物,有毒,其用量不宜过大,亦不宜久用。

白前

白前根,性温不燥,药性平和,能宣肺降气,化浊消痰,止咳平喘。无论寒痰、热痰,唯以肺气壅实,痰多难咯者均可以之清肃,为肺家要药。

白前根最基本之功效为"祛痰",治疗咳嗽痰多为主证之病。痰被祛除,咳嗽就缓解,就是文献所言能够降肺气,故认为白前功效和旋覆花一样,重点在"祛痰"(旋覆花亦降肺气)。通过祛痰,减轻了咳嗽,就是肺气肃降了。降气是祛痰的结果,即止咳而平喘。

白前性平,药性平和,对于咳嗽或咳嗽痰多,不管是寒热虚实皆可用之。

☯ 白薇 Baiwei

【文献】白薇始载于《本经》:"白薇,味苦平。主暴中风身热,支满,忽忽不知人,狂惑邪气,寒热酸疼,温疟洗洗,发作有时。生川谷。"

黄元御云:白薇为手阳明大肠、足阳明胃、冲脉、任脉之药。益阴气下水气,治疗阴虚火旺,风痰壅塞,则身热支满而不知人。白薇泄热,清热则风息,痰除而清醒矣。白薇又治邪气温疟此等病发,常寒热作而身酸痛。妇人胎前产后有遗尿而不自知者,因此血热也,《千金》用此与芍药二味(名白薇散)酒服;汗出过多,血少,独上而不下,气壅塞而不行,则忽忽如无人,或微知人,此盖即《经》文中所谓暴中风者,此证名血厥,又名郁冒,妇人尤常见之,治之用白薇汤(白薇,当归)。淋沥之因热者,用白薇亦最适。

仲景治妇人乳中虚烦乱呕吐,有竹皮丸,方中有白薇;其有热者,可酌加其量。

【处方用名】白薇——萝藦科 Asclepiadaceae.

《药典》2015 年版一部第 111 页收载:"白薇,为萝藦科植物白薇 Cynanchum atratum Bge. 蔓生白薇 Cynanchum versicolor Bge. 的干燥根和根茎。"

【性味归经】性寒,味苦、咸。归胃、肝、肾经。

【功能主治】清热凉血,利尿通淋,解毒疗疮。用于温邪伤营之

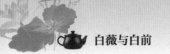

发热,阴虚发热,骨蒸劳热,产后血虚发热,热淋,血淋,痈疽肿毒等。

【药材鉴别要点】

根茎粗短,有结节,多弯曲。上面有圆形的茎痕,下面及两侧簇生多数细长的根,根长 10~25cm,直径 0.1~0.2cm,表面棕黄色。质脆,易折断,断面实心,皮部黄白色,木部黄色。气微,味微苦。

【饮片鉴别要点】

白薇饮片呈圆柱形的段。多弯曲,表面黄棕色。质脆,易折断,断面实心。切面皮部黄白色,木部黄色,可见散在的小点。气微,味微苦。

☯ 白前 Baiqian

【文献】白前始载于梁·陶弘景《名医别录》:"白前,味甘,微温,无毒。主治胸胁逆气,咳嗽上气。"

李时珍《本草纲目》:"白前色白而味微辛甘,手太阴药也。长于降气。肺气壅实而有痰者宜之,若虚而长哽气者,不可用也。胸胁逆气,咳嗽上气,呼吸欲绝。主一切气,肺气烦闷,贲(奔)豚肾气,降气下痰。"

【处方用名】白前——萝藦科 *Asclepiadaceae*.

《药典》2015 年版一部第 109 页收载:"白前,为萝藦科植物柳叶白前 *Cynanchum stauntonii*(Decne.)Schltr.ex Lévl. 或芫花叶白前 *Cynanchum glaucescens*(Decne.)Hand.-Mazz. 的干燥根茎及根。"

【性味归经】性微温,味辛、苦。归肺经。

【功能主治】降气,消痰,止咳。用于肺气壅实,咳嗽痰多,胸满喘急等。

【药材鉴别要点】

根茎呈细长圆柱形,有分枝,稍弯曲,长 4~15cm,直径 1.5~4mm。

表面黄白色或黄棕色,节明显,节间长 1.5~4.5cm,顶端有残茎。质脆,断面中空。节处簇生纤细弯曲的须根,长可达 10cm,直径不及 1mm,有多数分枝呈须状,常盘曲成团。气微,味微甜。

【饮片鉴别要点】

饮片呈不规则的小段。茎呈圆柱形,根纤细,弯曲,多数呈须状,常盘曲。表面黄白色至黄棕色,节明显,节间处簇生弯曲的细根。质脆,易折断。切面粉白色,呈类圆形而中空,有时可见膜质的髓。气微,味微甜。

蜜炙白前饮片:外表呈深黄色,其余同生白前根饮片,蜜炙后增强润肺止咳作用。

 临床药师注意事项

◆ 掌握白前与白薇的基原及其饮片鉴别要点。

◆ 注意学习白前根与旋覆花在临床应用上的相同点和不同点。

半夏与水半夏

半夏 Banxia

【文献】本品始载于《本经》："半夏，味辛平。主伤寒，寒热，心下坚，下气，喉咽肿痛，头眩，胸胀，咳逆，肠鸣，止汗。一名地文，一名水玉。生川谷。"

【本经释义】

《本经》言半夏性平，与现行教科书性温不一致，现代多数中医认为，半夏性平偏温。其温燥之性显著，长于燥湿化痰，温化寒痰。陶弘景在《名医别录》中云："半夏，生微寒，熟温。有毒。"对古今半夏药性的最好解读，乃生熟（炮制前后）之故也。

主伤寒，寒热：伤寒，有广义、狭义之分。广义伤寒，为多种外感热病的总称。《素问·热论》："今夫热病者，皆伤寒之类也""人之伤于寒也，则为热病"。狭义伤寒，为外受寒邪，感而即发的病变。《伤寒论·辨太阳病脉证并治法上第五》："太阳病，或已发热，或未发热，必恶寒，体痛，呕逆，脉阴阳俱紧者，名曰伤寒。"即太阳表证，也是指狭义之伤寒。

"寒热"，即外感病的症状表现，有寒、恶寒，热、发热，或寒热往来。外感病有呕吐症状尤宜，如《伤寒论》卷三方之"小柴胡汤"：柴胡半斤，黄芩三两，人参三两，甘草三两，半夏半升，生姜三两，大枣十二枚。方中半夏味辛主散，治伤寒寒热，并可止呕解。现行教科书方解为半夏和胃降逆，散结消痞。对于外感病有痰证，主"咳逆肠鸣"。如《伤寒论》卷三方之"小青龙汤"：麻黄三两，赤芍三两，五味子半升，干姜三两，甘草三两，桂枝（肉桂）去皮三两，半夏半升，细辛三两。方中半夏应主"心下坚，下气"解，为治疗痰饮的经典药物。教科书方解为："祛痰和胃散结"。

心下坚：即心下胀满，心下痞满。即为半夏之"燥湿化痰"功能体现。

下气：降气。用于胃气上逆，即降逆止呕之作用。

《伤寒杂病论》中半夏起《本经》所言"下气"作用

《金匮要略》卷中之"小半夏汤"：半夏一升，生姜半斤，水煎温服，治疗痰饮停于心下，呕吐不渴，心下痞闷。

《金匮要略》卷中之"小半夏加茯苓汤"：半夏一升，生姜半斤，茯苓三两。水煎温服，治疗停饮呕吐，心下痞，心悸头眩等。

《伤寒论》卷三方之"葛根加半夏汤"：葛根四两，麻黄三两，炙甘草、赤芍、桂枝（肉桂）、生姜各二两，半夏半升，大枣十二枚。水煎温服，治疗外感风寒，头痛，项背强，发热恶寒，无汗，伴呕吐。

《伤寒论》卷十方之"黄芩加半夏生姜汤"：黄芩三两，赤芍二两，炙甘草二两，大枣十二枚，半夏半升，生姜一两半。水煎温服，治疗身热口苦，下利腹痛，伴呕吐。《伤寒论》卷四方之"半夏泻心汤"：半夏半升，黄芩、干姜、人参、炙甘草各三两，黄连一两，大枣十二枚。水煎温服。治疗心下痞满不痛，干呕，或呕吐，肠鸣不利。

喉咽肿痛：即咽喉肿痛。

《伤寒论》半夏之散经络寒邪而治疗咽喉肿痛作用

《伤寒论》卷六之"苦酒汤"：半夏如枣核大十四枚，鸡子去黄一枚,苦酒适量入于鸡子壳中。将半夏置入苦酒中,再将鸡子壳置火上,令三沸,去半夏,趁热下鸡子清,拌匀,少少含咽之。治疗少阴(手少阴心、足少阴肾)病,咽中伤生疮,不能言语,声不出者。《伤寒论》:热伤于络,则经络干燥,使咽中伤,生疮,不能言语,声不出者,与苦酒汤,以解络热,愈咽疮。

《伤寒论》卷六方之"半夏散及汤":半夏洗,桂枝(肉桂)去皮,炙甘草各等分,可散、可汤。治疗少阴病,咽喉肿痛。

(祝按:"半夏散及汤"中炙甘草非蜂蜜炙甘草,应为清炒甘草。)

头眩:头晕目眩。与"痰"有关。中医有"无痰不作眩"之说。半夏治疗头眩,与其祛痰作用有关。如半夏白术天麻汤(《脾胃论》卷下方):"黄柏二分,干姜三分,天麻、苍术、白茯苓、黄芪、泽泻、人参以上各五分,白术、炒曲以上各一钱,半夏汤洗七次,大麦蘖面、橘皮以上各一钱五分。"治疗痰厥头痛,咳痰黏稠,头眩烦闷,恶心吐逆,身重肢冷,不得安卧。方中半夏,燥湿化痰,为治疗风痰眩晕主药。

胸胀:即胸胁胀满,胸胁苦满。和痰湿有关。《金匮要略》卷上方之"瓜蒌薤白半夏汤":瓜蒌实一枚,薤白三两,半夏半斤,白酒一斗。仲景云:"胸痹,不得卧,心痛彻背者,瓜蒌薤白半夏汤主之。"本方通阳散结,祛痰宽胸,重在行气祛痰,常用于治疗胸痹而痰浊较盛者。

肠鸣:即泄泻。常见症状:脘腹痞满,肠鸣,腹泻。常见方剂如《伤寒论》卷四之半夏泻心汤:半夏半升,黄芩、干姜、人参各三两,黄连一两,大枣十二枚,甘草三两。治疗胃气不和,心下痞满,干呕或呕吐,肠鸣下痢等。方中半夏辛开平和,降逆和胃,止呕而治肠鸣。

按:《伤寒论》有关"泻心汤"治疗"肠鸣"常用方剂有:生姜泻心汤、甘草泻心汤、半夏泻心汤、黄连汤等。

止汗:可参考"小柴胡汤"解疑。

【处方用名】半夏——天南星科 *Araceae.*

《药典》2015 年版一部收载："半夏,天南星科植物半夏 *Pinellia ternate*（Thunb.）Breit. 的干燥块茎。"

【性味归经】（生品）性温,味辛。有毒。归脾、胃、肺经。

【功能主治】燥湿化痰,降逆止呕,消痞散结。用于湿痰寒痰,咳喘痰多,痰饮眩悸,风痰眩晕,痰厥头痛,呕吐反胃,胸脘痞闷;外治痈肿痰核。

【禁忌】半夏不宜与川乌、草乌、制川乌、制草乌、附子同用。

【饮片鉴别要点】

呈类球形,有的稍偏斜,直径 0.5~1.5cm。表面白色或浅黄色,顶端有凹陷的茎痕,习称"凹窝",在凹窝周围密布麻点状根痕,习称"鬃眼";下面钝圆,较光滑。质坚实,断面洁白,富粉性。无臭,味辛辣、麻舌而刺喉。

【中药经验鉴别专用术语】

1. 凹窝:特指部分中药材根及根茎类顶端脱落后留下的痕迹。

2. 鬃眼:系指根茎类药材在其凹陷的茎基痕周围有很多麻点状须根痕,又称"麻点"。如天南星科类药材。

 本草解读——半夏的炮制品种与临床性效差异

1. 法半夏

法半夏为生半夏的炮制加工品。(将生半夏大小分档,用水浸泡至内无干心,取出,沥净。另取甘草适量,加水煎煮二次,合并煎液,倒入用适量水制成的石灰液中,均匀搅拌,加入上述已浸透的半夏浸泡,每日搅拌 1~2 次,并保持浸液 pH=12 以上,至剖面黄色均匀,口尝微有麻舌感时,取出,低温干燥。辅料比:半夏 100kg,甘草饮片 15kg,净干石灰 10kg。)

饮片鉴别:本品呈类球形或破碎成不规则颗粒状。表面淡黄白色至棕黄色。质较松脆或硬脆,易破碎,破碎断面黄色或淡黄色,颗粒者质稍硬脆。气微,味淡略甜、微有麻舌感。

性味归经: 性温,味辛。归脾、胃、肺经。

功能主治: 燥湿化痰,用于痰多咳喘,痰饮眩悸,风痰眩晕,痰厥头痛。

2. 姜半夏

姜半夏为生半夏的炮制加工品。(取生半夏,大小分档,用冷水浸泡至内无干心时取出沥净,另取生姜切片煎汤,加入白矾,与泡透半夏共煮透心,取出,晾干或晾至半干时切薄片,或整粒干燥。辅料比例:净半夏 100kg,生姜 25kg,白矾 12.5kg。)

鉴别要点: 本品呈薄片状,或呈类球形至不规则颗粒,表面棕褐色。质较硬,断面淡黄棕色,具角质样光泽。气微姜香,味淡,微有麻舌感,嚼之略黏牙。

性味归经: 性温,味辛。归脾、胃、肺经。

功能主治: 温中化痰,降逆止呕。用于痰饮呕吐,胃脘痞满等。

3. 清半夏

清半夏为生半夏的加工炮制品。(取净生半夏,大小分档,用8%白矾溶液浸泡至内无干心时,并口尝微有麻舌感,取出用清水洗净,干燥。辅料比例:每 100kg 半夏,白矾 20kg。)

鉴别要点: 呈椭圆形、类圆形或不规则的片。切面淡灰色至灰白色,可见灰白色点状或短线状维管束迹,有的残留栓皮处下方显淡红紫色斑纹。质脆,易折断,断面略呈角质样。气微,味微涩,微有麻舌感。

性味归经: 性温,味辛。归脾、胃、肺经。

功能主治: 燥湿化痰。用于湿痰咳嗽,胃脘痞满,痰涎凝聚,咯吐不出等。

【名著论选】

唐·甄权《药性论》："半夏,消痰涎,开胃健脾,止呕吐,去胸中痰满,下肺气,主咳结。新生者磨涂痈肿不消,能除瘿瘤。气虚而有痰气,加而用之。"

明·李时珍《本草纲目》："脾无留湿不生痰,故脾为生痰之源,肺为贮痰之器。半夏能主痰饮及腹胀者,为其体滑而味辛性温也。涎滑能润,辛温能散亦能润,故行湿而通大便,利窍而泄小便。所谓辛走气,能化液,辛以润之是矣。"

清·黄元御《长沙药解》："半夏,味辛,气平。入手太阴肺、足阳明胃经。下冲逆而除咳嗽,降浊阴而止呕吐,排决水饮,清涤涎沫,开胸膈胀塞,消咽喉肿痛,平头上之眩晕,泻心下之痞满,善调反胃,妙安惊悸。"

"《伤寒》半夏泻心汤,半夏半升,人参、甘草、干姜、黄芩、黄连各三两,大枣十二枚。治少阳伤寒,下后心下痞满而不痛者。以中气虚寒,胃土上逆,迫于甲木,经气结涩,是以作痞。少阳之经,循胃口而下胁肋,随阳明而下行,胃逆则胆无降路,故与胃气并郁于心胁。甲木化气于相火,君相同气,胃逆而君相皆腾,则生上热。参、甘、姜、枣,温补中脘之虚寒;黄芩、黄连清泻上焦之郁热;半夏降胃气而消痞满也。《金匮》治呕而肠鸣,心下痞者。中气虚寒则肠鸣,胃气上逆则呕吐也。"

清·陈修园《神农本草经读》："半夏……辛则能开诸结,平则能降诸逆也。伤寒寒热,心下坚者,邪结于半表半里之间,其主之者,以其辛而能开也。胸胀,咳逆,咽喉肿痛,头眩上气者,邪逆于巅顶、胸膈之上,其主之者,以其平而能降也。肠鸣者,大肠受湿,则肠中切痛而鸣濯濯也,其主之者,以其辛平能燥湿也。又云止汗者,另著其辛中带涩之功也。仲景于小柴胡汤用之,以治寒热;泻心汤用之,以治胸满肠鸣;少阴咽痛亦用之;《金匮》头眩亦用之,且呕者,必加此味,大得其开结降逆之旨,用药悉遵《本经》,所以为医中之圣。"

"又曰:今人以半夏功专祛痰,概用白矾煮之,服者往往致吐,且致酸心少食,制法相沿之陋也。古人只用汤洗七次,去涎,今人畏其麻口,不敢从之。余每年收干半夏数十斤,洗去粗皮,以生姜汁、甘草水浸一日夜,洗净,又用河水浸三日,一日一换,滤起蒸熟,晒干切片,隔一年用之,甚效。盖此药是太阴、阳明、少阳之大药,祛痰却非专长,故仲景诸方加减,俱云呕者加半夏,痰多者加茯苓,未闻以痰多加半夏也。"

水半夏 Shuibanxia

【文献】水半夏之名,最早始见于《广西本草选编》。《江西草药》又名"滴水珠"。水半夏,性温,味辛,有小毒。消肿解毒,散瘀止痛。治疗跌打损伤,乳痈,肿毒等,多为外用。为天南星科半夏属植物心叶半夏 *Pinellia cordata* N.E.Brown 的地下块茎。长江以南各省区均有分布。

【处方用名】水半夏——天南星科

《中华人民共和国药典辅助说明》2010年版,将天南星科植物鞭檐犁头尖 *Typhonium flagelliforme* (Lodd.) Blume. 的地下块茎,称之为"水半夏"。

【性味归经】性温,味辛,有小毒。归肺、脾经。

【功能主治】燥湿化痰,止咳。用于咳嗽痰多。

【饮片鉴别要点】

本品呈椭圆形或圆锥形至倒卵形,高0.5~3cm,直径0.5~1.5cm。表面类白色至淡黄色,粗糙。有多数隐约可见的点状根痕,上端类圆形,有凸起的芽痕,下端略尖。质坚实,断面类白色,略显粉性。气微,味辛辣,麻舌而刺喉。为半夏的伪品。

原国家《卫生部药品标准》1992年版,中药材第一册收载的水半夏即此种。

《四川省中药材标准》1987年版和《四川省中药饮片炮制规范》2002年版均收载:水半夏,为天南星科植物鞭檐犁头尖 *Typhonium flagelliforme*(Lodd.)Blume. 的地下块茎。

【饮片鉴别要点】

本品椭圆形或圆锥形,表面黄白色至棕黄色,粗糙。质坚实,断面白色,呈角质状或略显粉性。气微,味辛,微有麻辣感。

 本草解读——制水半夏炮制方法

1. 制水半夏　取水半夏,大小分开,用清水浸泡透心,取出沥干,加入生姜汁和白矾粉拌匀,置缸内腌48小时,再加适量清水浸泡2~4天(冬天4天,夏天2~3天)。泡至口尝无麻辣感时,放去药汁,用清水漂洗干净,取出,干燥。辅料比例:每100kg水半夏,加生姜18kg,白矾20kg。

2. 制水半夏　取净水半夏,大小分档,用清水浸泡透心,取出;另取生姜切片煎汤,加入白矾于水半夏共煮至透心,口尝无麻辣感时,取出,用清水洗净,干燥。辅料比例:水半夏100kg,生姜25kg,白矾12.5kg。

 临床医师注意事项

◆ 水半夏无半夏功效,水半夏不能替代半夏入药。水半夏易引起呕吐,很多基层医院药房误将水半夏当作半夏入药,应注意鉴别。

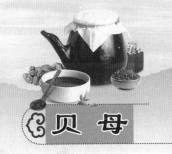

贝 母

异同讲解

贝母，习惯认为有川贝母、浙贝母之别。近年来又有平贝母、湖北贝母、土贝母用于临床。《药典》2015年版一部同时分别收载川贝母、浙贝母、湖北贝母、平贝母、土贝母。

贝母，在明以前历代文献（《本草纲目》以前文献），并无川贝母、浙贝母、土贝母之分。浙贝母之名始载于明·肖京《轩岐救正论》。明·张景岳《本草正》曾载有土贝母一条，但系指浙贝母而言，清·吴仪洛在《本草从新》川贝母项载土贝母一药。而早在宋·苏颂《图经本草》贝母项之附图，有藤本植物贝母，很可能即现今之土贝母。

土贝母，从名称和药材外观形状上，极易与贝母类药材相混淆。但其性味归经、功能主治均不相同，绝对不可相互代用，需认真加以鉴别。

土贝母之名，始载于清·吴仪洛《本草从新》："土贝母，形大味苦。治外科证痰毒。"

清·赵学敏《本草纲目拾遗》载："土贝母，一名大贝母。《百草镜》云：土贝形大如钱，独瓣不分，与川产（贝母）迥别，各处皆产……《百草镜》云：味苦性平，微寒无毒，能散痈毒，化脓行滞，解广疮结毒，除风湿，利痰，敷恶疮，敛疮口。"

【文献】《本经》:"贝母,味辛,平。主伤寒烦热,淋沥邪气,疝瘕,喉痹,乳难,金创,风痉。一名空草。"

【本经释义】

伤寒烦热:川贝母性平,偏凉,能清热化痰(半夏,辛平。燥湿化痰)。浙贝母偏寒,清肺之力强于川贝母;川贝母、浙贝母、湖北贝母、平贝母均能治疗外感之邪入里化热的咳嗽和上扰心神之烦躁,故《本经》云:"主伤寒烦热。"现代临床上很少应用这一功效,而常用栀子、石膏之类。值得思考。

淋沥:小便淋沥不尽,或滴沥不畅。常见于泌尿系统炎症、前列腺炎症等,或老年患者前列腺增生症及妇女妊娠小便不畅等病症。现今很少用贝母治疗此症。

《金匮要略·卷下·妇人妊娠病脉证并治第二十九》之"当归贝母苦参丸"当归四两、贝母四两、苦参四两(男子加滑石半两)。用以治疗妊娠小便难,饮食如故。方中贝母作用即《本经》所言:"主淋沥邪气"。北京中医药大学王琦教授认为,男科用浙贝母多取其"解郁散结,利水通淋"之功能。常用浙贝母治疗前列腺炎、前列腺肥大等病症,常配伍苦参等。(中医杂志,2013(5):243)

疝瘕:腹腔内结块。前列腺肥大,少腹癥瘕积聚,妇女附件包块等也属此类。贝母具有软坚散结之功,尤以浙贝母为甚。所以众多名家治疗肝硬化、肺癌、乳腺癌,甲状腺肿大,瘿瘤等属痰凝气滞者常用之。如清·程国彭《医学心语》卷四方之"消瘰丸":玄参、牡蛎、贝母各四两,共为末,炼蜜为丸。治疗痰核瘰疬。方中贝母清热散结。

喉痹:痹者,即不通。喉痹近似于现代医学之急、慢性咽喉炎。中医认为与热毒有关。贝母,清热化痰,散结(瘕)。

乳难:乳难与"乳闭"相类。一般指产妇缺乳。这与肝气郁结,乳腺小叶增生有关,贝母"散结通乳",尤以浙贝母为优。

金疮:古时指刀剑伤,跌打损伤等。

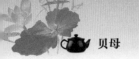

风痉:一指"破伤风",二指"筋脉拘挛"。

☯ 川贝母 Chuanbeimu

【处方用名】贝母,川贝母——百合科 *Liliaceae.*

《药典》2015 年版一部收载:"川贝母为百合科植物川贝母 *Fritillaria cirrhosa* D. Don、暗紫贝母 *Fritillaria unibracteata* Hsiao et K.C. Hsia、甘肃贝母 *Fritillaria przewalskii* Maxim. 或梭砂贝母 *Fritillaria delavayi* Franch. 太白贝母 *Fritilaria taipaiensis* P.Y. Li 瓦布贝母 *Fritillaria unibracteata* Hsiao et K.C. Hsia.var.wabuensis(S.Y. Tang et S.C. Yue.)Z.D. Liu,S. Wang et S.C. Chen. 的干燥鳞茎。"

【性味归经】性平,微寒,味甘苦。归肺、心经。

【功能主治】清热润肺,化痰止咳,散结消痈。治疗肺热咳嗽,干咳少痰,阴虚劳嗽,痰中带血,瘰疬,乳痈,肺痈等。

【饮片鉴别要点】

川贝母,按形状不同可分为松贝、青贝、炉贝和栽培品。

松贝(又称"珍珠贝"):呈类圆形或近球形,高 0.3~0.8cm,直径 0.3~0.9cm。表面类白色。外层鳞叶 2 枚,大小悬殊,大瓣紧抱小瓣,未抱部分呈新月形,习称"怀中抱月";顶部闭合,内有类圆柱形、顶端稍尖的心芽和小鳞叶 1~2 枚;先端钝圆或稍尖,底部平,微凹入,中心有一灰褐色的鳞茎盘,偶有残存须根痕。习称"缕衣黑笋"或"观音坐莲"。质硬而脆,断面白色,富粉性。气微,味微苦。

青贝:呈类扁球形,高 0.4~1.4cm,直径 0.4~1.6cm。外层鳞叶 2 瓣,大小相近,相对抱合,顶部开裂,内有心芽和小鳞叶 2~3 枚及细圆柱形的残茎。气微,味微苦。

炉贝:呈长圆锥形,高 0.3~2.5cm,直径 0.5~2.5cm。表面类白色或浅棕黄色,有的具棕色斑点,习称"虎皮斑"。外层鳞叶 2 瓣,大小相近,顶部开裂而略尖,习称"马牙嘴"。基部稍尖或较钝。性微,味微苦。

栽培品:类球形至矩圆柱形,高 0.5~2cm,直径 1~2.5cm。表面类白色至浅棕黄色,显粗糙,可见浅黄色斑点。外层鳞片 2 瓣,大小相近,顶部多开裂而较平。气微,味苦。

☯ 浙贝母 Zhebeimu

【处方用名】浙贝母——百合科 *Liliaceae.*

《药典》2015 年一部收载:"浙贝母,为百合科植物浙贝母 *Fritillaria thunbergii* Miq. 的干燥鳞茎。"因形状和加工方法不同,分为大贝、珠贝、浙贝片。(浙贝母之名始载于明·肖京《轩岐救正论》)

大贝:植株枯萎时采挖,将个体大者除去芯芽,称大贝,个体小者不去芯芽,称珠贝。将采挖新鲜浙贝母进行撞擦,除去外皮,并拌以贝壳粉或牡蛎粉,吸去擦出的浆汁,干燥;或取鲜鳞茎,大小分开洗净,趁鲜切厚片,干燥,习称浙贝母和浙贝片。

【性味归经】性寒,味苦。归肺、心经。

【功能主治】清热化痰,止咳,解毒,散结,消痈。用于风热咳嗽,痰火咳嗽,肺痈,乳痈,瘰疬,疮毒等。

【饮片鉴别要点】

大贝:为鳞茎外层之单瓣鳞叶,呈新月形,形如元宝,习称"元宝贝",高 1~2cm,直径 2~3.5cm。外表面类白色至淡黄色,有粉状物;内表面白色至淡黄色,被有灰白色粉状物。质硬而脆,易折断,断面白色至黄白色,对光反射可见明显冰糖点反光,富粉性。气微,味微苦。

珠贝:为完整的鳞茎,呈扁圆形,高 1~1.5cm,直径 1~2.5cm。表面类白色,外层鳞叶 2 瓣,肥厚,略似肾形,互相抱合,内有小鳞叶 2~3 枚及干缩的残茎。

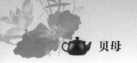

浙贝片:为鳞茎外层的单瓣鳞叶切成的厚片或薄片。片形呈椭圆形或类圆形,直径 1~2cm,边缘表面淡黄色,切面平坦,粉白色。质脆,易折断,断面粉白色,有的对光反射可见闪光冰糖点,富粉性。味淡,味微苦。

☯ 湖北贝母 Hubeibeimu

《药典》2015 年版一部收载:"湖北贝母,系百合科植物湖北贝母 *Fritillaria hupechesis* Hsiao et K.C.Hsia. 的干燥鳞茎。"

【性味归经】性凉,味微苦。归肺、心经。

【功能主治】清热化痰,止咳,散结。用于热痰咳嗽,瘰疬,痰核,痈肿疮毒等。

【饮片鉴别要点】

本品呈扁圆球形或圆锥形,高 0.5~2.2cm,直径 0.5~3.5cm,表面类白色至淡棕色。外层鳞片 2 瓣,肥厚,略呈肾形,或大小悬殊,大瓣紧抱小瓣,顶端闭合或开裂。内有鳞叶 2~6 枚及干缩的残茎。内表面深淡黄色至黄白色,基部凹陷呈窝状,残留有淡棕色表面及少数须根。质脆,断面类白色,富粉性,气微,味苦。

☯ 平贝母 Pingbeimu

《药典》2015 年版一部收载:"平贝母,为百合科植物平贝母 *Fritillaria ussuriensis* Maxim. 的干燥鳞茎。"

【性味归经】性微寒,味苦甘。归肺、心经。

【功能主治】清热润肺,化痰止咳。用于肺热咳嗽,干咳少痰,阴虚劳嗽,咳痰带血等。

【饮片鉴别要点】

本品呈扁圆球形,高 0.5~1cm,直径 0.5~2cm。表面乳白色至黄白色,外层鳞片 2 瓣,肥厚,大小相近,或一片稍大相互抱合,顶端略平或微凹入,常开裂;中央鳞片小。底部略凹陷。质坚实而脆,断面粉白色。富粉性。气微,味苦。

☯ 土贝母 Tubeimu

《药典》2015 年版一部收载:"土贝母,为葫芦科植物土贝母 *Bolbostemma paniculatum*(Maxim.)Franquet 的干燥块茎。"

【性味归经】性微寒,味苦。归肺、脾经。

【功能主治】解毒,散结,消肿。用于乳痈,瘰疬,痰核。

【药材鉴别要点】

本品呈不规则块状,多角状至三棱状。高 0.5~1.5cm,直径 0.7~2cm。表面暗棕色至半透明的红棕色,表面凹凸不平,多裂纹。基部常有一突起的芽状物。质坚硬,不易折断,断面角质样,光亮而平滑。气微,味微苦。

【中药经验鉴别专用术语】

1. 怀中抱月:特指松贝的外层鳞叶 2 瓣,大小悬殊,大瓣紧抱小瓣,未抱部分呈新月形。

2. 缕衣黑笃:指松贝母药材基部稍凹入,间见黑斑,留有须根痕。

3. 观音坐莲:特指松贝母底部平,微凹入,平放能端正稳坐。

4. 虎皮斑:指炉贝母鳞片表面所特有的黄白色或棕色斑点。

5. 马牙嘴:指炉贝母药材呈棱状圆锥形或长卵圆形,形似马的牙齿状,其顶端较瘦尖,均成开口状。

6. 元宝贝:特指浙贝母中之大贝,为鳞茎外层的单瓣鳞叶,呈半

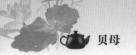

圆形,外凸内凹,状如古代钱币元宝。

7. 珍珠贝:松贝的美誉,特指松贝的上等品,稀少,如珍珠。

【名著论选】

清·黄元御《长沙药解》:"贝母苦寒之性,泻热凉金,降浊消痰,其力非小,然轻清而不败胃气,甚可嘉焉。其诸主治,疗喉痹,治乳痈,消瘿瘤,去胬肉,点翳障,敷疮痈,止吐衄,祛痰涎,润心肺,解燥渴,清烦热,下乳汁,除咳嗽,利水道。"

《伤寒论》卷四方"白散方":"桔梗、贝母各三分,巴豆(去皮心,炒黑,研如脂)一分。共为末。治疗寒实结胸,痰涎壅盛,呼吸困难,脉沉细等。"

清·叶桂《本草经解》:"贝母气平,禀天秋平之金气,入手太阴肺经,味辛无毒,得西方之金味,入手阳明燥金大肠经,气味降多于升,阴也。其主伤寒烦热者,伤寒有五,风寒湿热温,而风与热,乃阳盛之证,阳盛所以烦热也;贝母气平则清,味辛润散,故主之也。淋沥者,膀胱有热也。邪气者,热邪之气也。膀胱以气化为主;贝母味辛润肺。肺乃主气之脏。肺化则气润及于州都。小便通而不淋沥矣。主疝瘕者,肺气不治,则不能通调水道,下输膀胱,因而湿热之邪,聚结成疝成瘕;贝母气平,可以通调水道,味辛可以散热结也。大肠之脉,其正者,上循咽喉,火发于标,乃患喉痹,痹者闭也;其主之者。味辛平,能解大肠之热结也。肺乃津液上腑,主乳难者,味辛能润,则乳自通。肺主皮毛,味辛气平,则肺润而皮毛泽,可愈金疮也。风痉者,风湿流于关节,致血不能养筋而筋急也;贝母味辛,辛则散风湿而润血,且贝母入肺,肺润则水道通而津液足,所以风湿逐而筋脉舒也。"

清·陈修园《神农本草经读》:"贝母气平味辛,气味俱属于金,为手太阴、手阳明药也。其主伤寒烦热者,取西方之金气以除酷暑。《伤寒论》以白虎汤命名,亦此义也。其主淋沥邪气者,肺之治节行于膀胱,则邪热之气除,而淋沥愈矣。疝瘕为肝木受病,此则金平木也。

喉痹为肺窍内闭，此能宣通肺气也。乳少为阳明之汁不通，金疮为阳明之经脉受伤，风痉为阳明之宗筋不利，贝母清润而除热，所以统治之。今人以之治痰嗽，大失经旨，且李士材谓贝母主燥痰，半夏主湿痰，二物如冰炭之反，皆臆说也。"

　　清·张志聪《本草崇原》："贝母川产者味甘淡，土产者味苦辛。《本经》气味辛平，合根苗而言也。根形象肺，色白味辛，生于西川，清补肺金之药也。主治伤寒烦热者，寒邪在胸，则为烦为热。贝母清肺，故胸中之烦热可治也。淋沥邪气者，邪入膀胱，不能随太阳而出于肤表。则小便淋沥。贝母通肺气于皮毛，故淋沥邪气可治也。"

槟榔与马槟榔

槟榔 Binglang

【文献】槟榔之名始载于李当之《药录》(李当之为华佗弟子)。梁·陶弘景《名医别录·中品·卷二》载:"槟榔,味辛、温,无毒。主消谷,逐水,除痰澼,杀三虫,去伏尸,治寸白虫,生南海。"唐·甄权《药性论》:"白槟榔。君,味甘,大寒。能主宣利五脏六腑壅滞,破坚满气,下水肿,治心痛,风血积聚。"李时珍云:宾与郎皆贵客之称。稽含南方草木状言:交广人凡贵胜族客,必先呈此果。若邂逅不设,用相嫌恨。则槟榔名义,盖取于此。"罗大经《鹤林玉露》云:"岭南人以槟榔代茶御瘴,其功有四:一曰醒能使之醉,盖食之久,则熏然颊赤,若饮酒然,苏东坡所谓'红潮登颊醉槟榔'也。二曰醉能使之醒,盖酒后嚼之,则宽气下痰,余醒顿解,朱晦庵所谓'槟榔收得为祛痰'也。三曰饥能使之饱。四曰饱能使之饥。盖空腹食之,则充然气盛如饱;饱后食之,则饮食快然易消。"

【处方用名】槟榔——棕榈科 *Palmae.*

《药典》2015年版一部第365页收载:"槟榔,为棕榈科植物 *Areca catechu* L. 的干燥成熟种子。"

【性味归经】性温,味苦、辛。归胃、大肠经。

【功能主治】杀虫、消积、行气、利水、截疟。用于绦虫、蛔虫病,姜片虫病,虫积腹痛,积滞泻痢,里急后重,水肿脚气,疟疾等。

【药材性状特征】

本品呈扁球形或圆锥形,高 1.5~3.5cm,底部直径 1.5~3cm。表面淡黄棕色或淡红棕色,具稍凹下的网状沟纹,底部中心有圆形凹陷的珠孔,其旁有一明显瘢痕状种脐。质坚硬,不易破碎,断面可见棕色种皮与白色胚乳相间的大理石样花纹。气微,味涩、微苦。

【饮片鉴别要点】

饮片呈类圆形的薄片,饮片边缘(药材表面)淡黄棕色。质硬,不易破碎,切面可见棕色种皮与白色胚乳相间的大理石花纹(习称"槟榔纹")。气微、味涩、微苦。

 本草解读——槟榔的用法与用量问题

◆ 槟榔作为缓泻、利尿、行气药时,其用量宜轻不宜重,一般用量 10~15g;临床上作为驱虫药使用量宜大不宜轻,一般最少剂量为 50g,最大量可用至 100g。因为作为驱虫药,量大驱虫效果才好。但量大其不良反应亦随之增大,会导致肠胃绞痛,增强胃肠蠕动,全身出汗,瞳孔缩小等,中毒反应。可用阿托品对抗治疗。(阿托品中毒可以吃槟榔对抗)

◆ 槟榔加工炮制不宜用水久泡,因槟榔所含主要有效成分槟榔碱,易溶于水,久泡易使有效成分丢失。

🔯 马槟榔 Mabinglang

【文献】马槟榔始载于明·刘文泰《本草品汇精要》卷三十四:"马槟榔主催生,若难产临死者,用仁细嚼,并华水送下,须臾立出。或产母两手各握二枚,而恶水自下。"

《滇南本草》卷三:"马槟榔,即马金囊、水槟榔。其仁有纹,盘旋似太极图,又名太极子。味微苦涩,回甜,性凉。入肺、脾二经。清热

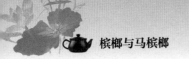

解烦渴。子,入药,嚼之,饮水愈甜。治咽喉炎。"

《中药大辞典》(第二版)载:"马槟榔,为白花菜科山甜菜属植物马槟榔 *Capparis masaikai* Levl. 的种子。"

【处方用名】马槟榔——白花菜科 *Capparaceae.*

【性味归经】性寒、味甘。归肺、脾经。

【功能主治】清热解毒,生津止渴。主治伤寒热病,暑热口渴,咽喉肿痛,麻疹,恶疮肿毒等。

【用法用量】内服,生嚼 1~2 枚,煎汤 3~6g。

【禁忌】未婚及未育女性慎久服,孕妇禁服。

【饮片鉴别要点】

马槟榔呈不规则扁圆形,直径 1~2cm,表面棕褐色,常有黑褐色果肉残留,边缘有鸟喙状突起,其凹入处可见类三角形的种脐。胚乳膜质,内表面及膜质胚乳表面均可见紫棕色弯月亮的种脊斑痕。种仁黄白色,胚轴长,子叶折叠,盘旋弯曲如蜗牛状。气微,味微涩,腥,甜。

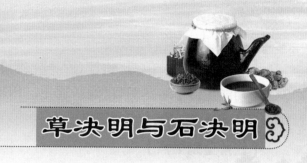

☯ 草决明 Caojueming

决明子为足厥阴肝、足少阴肾经药,主用于泻肝明目,次之为益肾经明目。古代叶、实皆用,今则只用其子。古代文献,决明子一药除陶氏所言马蹄决明 *Cassia obtusifolia* L. 外,还有茳芒决明 *Cassia sophera* Linn. 青葙子 *Celosia argentea* L. 等。正如明·杨崇魁在《本草真诠》中所言:"决明子,味酸、苦、甘。气平、微寒、无毒。能除肝热,尤和肝气,收目泪,且止目痛,仍止鼻衄,亦治头风。一种青葙子亦名草决明,主治虽同,但形略殊,不可不辨也。"

【文献】决明子始载于《本经》:"决明子,味咸平。主治青盲,目淫肤赤白膜,眼赤痛泪出。久服益精光,轻身。生川泽。"

【本经释义】

青盲:眼本无异常、瞳子黑白分明,而不见物。类似现代医学青光眼。

目淫、眼赤痛泪出:均属急性炎症病变,如急性结膜炎、睑腺炎等感染性眼疾。

肤赤白膜:眼病导致周围皮肤、球结膜发红、白膜又指白内障之类病变。

【处方用名】决明子——豆科 *Leguminosae*.

《药典》2015 年版一部第 145 页收载:"决明子,为豆科植物决明 *Cassia obtusifolia* L. 和小决明 *Cassia tora* L. 的干燥成熟种子。"

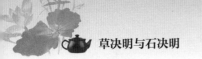

【**性味归经**】性微寒、味甘、苦、咸。归肝、大肠经。

【**功能主治**】清热明目,润肠通便。用于目赤涩痛,羞明多泪,头痛眩晕,目暗不明,大便秘结等。

【**饮片鉴别要点**】

决明子略呈菱形至短圆柱形。两端平行倾斜,长 3~7mm,宽 2~4mm。表面绿棕色或暗棕色,平滑有光泽。一端较平坦,另端斜尖,背腹面各有 1 条突起的棱线,棱线两侧各有 1 条斜向对称而色较浅的线形凹纹。质坚硬,不易破碎。种皮薄,子叶 2,黄色,呈"S"形折曲并重叠。气微,味微苦。

炒决明子:形状同决明子,微鼓气,表面绿褐色至暗棕色,偶见焦斑。微有香气。

 临床医师注意事项

◆ 草决明为足厥阴肝家正药,亦入胆肾。肝开窍于目,瞳子神光属肾,故主青盲目淫,肤赤白膜,眼赤痛泪出。

◆ 草决明苦寒泄热,甘咸益阴,既能疏散风热,又兼清泄肝胆郁火,能疏外泄里,去瘀滞,除目翳,益肾水,开目窍,为治头风目疾,肝阳上亢之要药。

◆ 草决明是国家认定的药食两用品种,现代研究证实其具有降血脂、降血压等药理作用,并具有缓下通便之功。

石决明 Shijueming

【**文献**】石决明始载于梁·陶弘景《名医别录》:"石决明,味咸、平、无毒。主治目障翳痛,青盲。久服益精,轻身。生南海。"

《中国药用动物志》载:"杂色鲍 *Haliotis divorscolor* Reeve. 干燥贝壳入药,名石决明。有平肝潜阳,清热明目,止血,通淋的功能。主治头目眩晕,骨蒸劳热,青盲内障,胃酸过多,淋病,吐血,失眠等。"

李时珍在《本草纲目》中云:"石决明,形长如小蚌而扁,外皮甚粗,细孔杂杂,内侧光耀,背侧一行有孔如穿成者。生于石崖之上,海人泅水,乘其不意,即易得之。否则紧黏难脱也。陶氏以为紫贝,雷氏以为真珠母,杨倞注《荀子》以为龟脚(即石蜐),皆非矣。惟鳆鱼是一种二类,故功用相同。吴越人以糟决明、酒蛤蜊为美品者,即此。今方家只以盐同东流水煮,一伏时,研末水飞用。"

【处方用名】石决明——鲍科 *Haliotidae.*

《药典》2015 年版一部收载:"石决明,为鲍科动物杂色鲍(光底海决)*Haliotis diversicolor* Reeve、皱纹盘鲍(毛底海决)*Haliotis discus hannai* Ino、羊鲍(大海决)*Haliotis ovina* Gmelin、澳洲鲍 *Haliotis ruber*(Leach)、耳鲍 *Haliotis asinina* Linnaeus 或白鲍 *Haliotis laevigata*(Donovan)的贝壳。"

【性味归经】性寒、味苦。归肝经。

【功能主治】平肝潜阳,清肝明目。用于头痛眩晕,目赤翳障,视物昏花,青盲、雀目等。

【药材鉴别要点】

石决明药材呈长卵圆形,内面观略呈耳形,长 7~9cm,宽 5~6cm,高约 2cm。表面暗红色,有多数不规则的螺肋和细密生长线,螺旋部小,体螺部大,从螺旋部顶处开始向右排列有 20 余个疣状突起,末端6~9 个开孔,孔口与壳面平。内面光滑,具珍珠样彩色光泽。壳较厚,质坚硬,不易破碎。无臭,味微咸。

【饮片鉴别要点】

饮片呈不规则的碎块,灰白色,有珍珠样彩色光泽。质坚硬。气微,味微咸。

煅石决明:呈不规则的碎块或粗粉,灰白色,无光泽。质酥碎,断面呈层状。

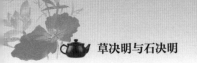
 临床药师注意事项

◆ 石决明、珍珠母均能平肝潜阳,清肝明目。然石决明偏降肝火,珍珠母偏心火,安心神。故肝阳上亢常用石决明,心烦失眠常用珍珠母。

◆ 注意学习珍珠母与石决明的饮片鉴别。

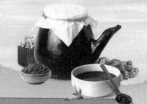

柴胡与竹叶柴胡

异同讲解

柴胡种类颇多,古今所用柴胡为南柴胡、北柴胡。用药部位为根。

竹叶柴胡不是柴胡,根本没有柴胡的功效。处方用名与药房调配给付品要名副其实。国内不少省区医院以竹叶柴胡当柴胡入药。部分药学人员和处方医师误认为竹叶柴胡等于柴胡,严重影响中医临床疗效和中医名誉。

☯ 柴胡 Chaihu

【文献】本品始载于《本经》:"茈胡,味苦平。主治心腹肠胃中结气,饮食积聚,寒热邪气,推陈致新,久服轻身、明目、益精。"

【本经释义】

心腹肠胃中结气:一指无形的致病邪气;二指痰饮、瘀血等有形实邪;三指饮食积聚。

结气,即气滞,柴胡归肝、胆经,擅长疏肝解郁,是疏肝解郁要药。

心腹肠胃,胃、肠、肝、胆、胰等疾患。柴胡以治疗上述部位的疾病最为常见,如代表方剂:小柴胡汤、大柴胡汤、四逆汤等。

《本经》指柴胡主肠胃中结气,饮食积聚,推陈致新。即柴胡不但能通大便,还能通利小便,因柴胡入少阳三焦经,三焦之气化,能升而后能降。

寒热邪气:指寒邪或热邪所致之诸证,无论是寒邪或热邪,其入侵部位均在少阳,柴胡为少阳证专药。

推陈致新:即祛邪扶正。"陈",陈旧之废物,如瘀血、痰饮等人体代谢之产物。"新"即新生之义,即产生气血等精微物质。

明目益精:与肝肾功能有关。

【**处方用名**】柴胡——伞形科 *Umbelliferae.*

《药典》2015 年版一部第 280 页收载两个基原种:"柴胡 *Bupleurum chinense* DC.、狭叶柴胡 *Bupleurum scorzonerifolium* Willd. 柴胡属植物我国有 36 种,17 个变种。在我国不同省区有近 20 种柴胡入药,四川、云南、贵州等省区竹叶柴胡就是其中一种。"

【**性味归经**】性微寒、味辛苦。归肝、胆、肺经。

【**主治功能**】解表退热(疏风散热),疏肝解郁,升举阳气。用于感冒发热,寒热往来,胸肋胀痛,月经不调,子宫脱垂,脱肛等。

【**药材鉴别要点**】

北柴胡 呈圆柱形或长圆锥形,长 6~15cm,直径 0.3~0.8cm。根头膨大,顶端残留 3~15 个茎基或短纤维状叶基,下部分枝。表面黑褐色或浅棕色,具纵皱纹、支根痕及皮孔。质硬而韧,不易折断,断面显纤维性,皮部浅棕色,木部黄白色。气微香,味微苦。

南柴胡 根圆锥形较细,顶端有多数细毛状枯叶纤维,下部多不分枝或稍分枝。表面红棕色或黑棕色,靠近根头处多具细密环纹。质稍软,易折断,断面略平坦,不显纤维性。具败油气。味微苦。

【**饮片鉴别要点**】

饮片为不规则厚片,外表皮黑褐色(北柴胡)至红棕色(南柴胡),具纵皱纹和支根茎(北柴胡);有的饮片可见皮孔。切面木质部黄白色,纤维性,北柴胡断面不显纤维性,木部呈淡棕色(南柴胡)。质硬,易折断。气微香。南柴胡有显著败油气。味微苦。

 本草解读——关于柴胡生品、炮制品临床功用特点

1. 在临床中柴胡用于解表退热用量要偏大,10g 以上;疏肝解郁和升举阳气用量偏小,9g 以下。

2. 柴胡自古以来都以根入药,现代药理学研究证实:其根中主要含柴胡皂苷,而茎叶不含;柴胡皂苷是公认的柴胡中唯一生物活性较强成分,即治病成分。茎叶不具备柴胡的全部疗效。

3. 柴胡经醋炮制后增强入肝功能,增加胆汁分泌作用,因此柴胡用于疏肝解郁宜用醋炙品,且醋炙柴胡对 CCl_4 所致肝损伤有明显的保护作用,并能抑制转氨酶的升高。

 临床医师注意事项

◆ 柴胡为足少阳经之要药,亦入手少阳三焦经、手厥阴肝经。佐以黄芩入手足少阳,佐以黄连入手厥阴心包经。叶桂云:"脏腑共十二经,凡十一脏,皆取决于胆,柴胡深达胆气。胆气条达,则十一脏从之宣化,故心腹肠胃中凡有结气皆能散之也。"

◆ 古今用柴胡之方,以张仲景之大、小柴胡二汤为典范,柴胡在脏主血,在经主气,能引阳明之清气以上行,于伤寒杂病,治表寒肌热,往来寒热,劳瘦者寒热,妇人热入血室,经水适来适断等症;对疮疽,用以解散血结气聚,诚推陈致新之要药。

☯ 竹叶柴胡 Zhuyechaihu

【文献】本品始载于《四川省中药材标准》1987 年版。《四川省中药材标准》2010 年版第 250 页收载竹叶柴胡基原种有:"竹叶柴胡 *Bupleurum marginatum* Wall.ex DC. 马尾柴胡 *Bupleurum microcephalum* Diels. 马尔康柴胡 *Bupleurum malconense* Shan et Y.Li."

【处方用名】竹叶柴胡——伞形科 *Umbelliferae.*

【性味归经】性微寒,味苦。归肝、胆经(不入肺经)。

【功能主治】疏风退热,疏肝,升阳。用于感冒发热,疟疾,胸肋胀痛,月经不调,子宫脱垂,脱肛等。

【饮片鉴别要点】

饮片呈不规则的段,茎圆柱形,微具纵棱,断面实心,髓部白色。叶易破碎,脱落,完整叶水泡展平后呈披针形,顶端具硬尖头,基部抱茎,叶淡绿色。偶见不完全花序,成伞形,花小,黄色。气清香,味微苦。

 本草解读——关于"竹叶柴胡"品种与入药部位问题

1.《药典》2015 年版一部第 1696 页:"竹叶柴胡 *Bupleurum marginatum* Wall.ex DC. 干燥根入药。"

2.《药典》2015 年版四部第 424 页,《药典》2010 年版一部附录第 23 页载:"竹叶柴胡 *Bupleurum marginatum* Wall.ex DC. 干燥根。"处方用名"滇柴胡",干燥全草入药。

 临床医师与临床药师注意事项

◆ 注意《本经》所载两种特殊疗效药:柴胡、大黄。

◆ 柴胡炮炙前后之临床应用特点及机制。

◆ 注意柴胡在汤方中的剂量。即量效关系。

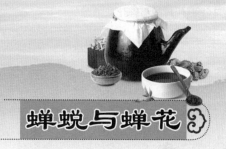

蝉蜕与蝉花

异同讲解

蝉蜕

自古以来，蝉入药有蝉体和蝉衣（蝉蜕）之分。《本经》所言"蚱蝉"，是指蝉体而言，而不是指现今蝉蜕。唐·甄权在《药性论》中云："主治小儿惊哭不止，杀疳虫，去壮热，治肠中幽幽作声。又云蝉蜕，使。主治小儿浑身壮热，惊痫，兼能止渴。"为儿科常用药物。南北朝时期，陶弘景所著《名医别录》记载："蚱蝉，味甘，无毒。主治惊悸，妇人乳难，胞衣不下，又堕胎。五月采，蒸干之，勿令蠹。又，壳名枯蝉，一名伏⠀，主小儿痫，女人生子不出，灰服之，主久痢。"自此以后，医药界多用蝉蜕而少用蚱蝉全体入药了。

李时珍在《本草纲目》中云："今人只知用蜕，而不知用蝉也。"李时珍更进一步指出："治脏腑经络，当用蝉身，治皮肤疮疡风热，当用蝉蜕。"现代中医当参考用之。

蝉花

蝉的幼虫在羽化前被麦角菌类寄生，不能羽化而死，在头部伸出孢梗束，酷似花朵，故名蝉花，外形似蝉。

李时珍在《本草纲目》中云："蝉花，花、冠，以象名也。胡，其状如胡也。唐，黑色也。古俗谓之胡蝉，江南谓之螗，蜀人谓之蝉花。""气味甘、寒。无毒。主治小儿天吊，惊痫瘛疭，夜啼心悸。功同蝉蜕,又止疟。"

　　李时珍引陆云寒蝉赋云:"蝉有五德:头上有帻(ze,音责。古代一种头巾),文也;含气吸露,清也;黍稷不享,廉也;处不巢居,俭也;应候有常;信也。"(陆云,晋朝人,字士龙。少年与陆机齐名。)

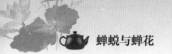 蝉蜕 Chantui

　　蝉蜕之名,始载于唐·甄权《药性论》。全国统编教材《临床中药学》在蝉蜕条标注:始载于《本经》不妥,应首载于《药性论》。

　　【文献】蝉蜕入药始载于《本经》:"蚱蝉,味咸,寒。主小儿惊痫,夜啼,癫病,寒热。生杨柳上。"

　　【本经释义】

　　小儿惊痫:蚱蝉,气寒禀水气,味咸得水味,而要其感凉风清露之气以生,得金气最全。其小儿惊痫者,金能平木也。

　　夜啼:蚱蝉日出有声,日入无声,故止夜啼也。

　　癫病,寒热:癫病寒热者,肝胆之风火也,蚱蝉具金水之气,金能制风,水能制火,所以主之。

　　【处方用名】蝉蜕——蝉科 *Cicadidae*.

　　《药典》2015 年版一部收载:"蝉蜕,为蝉科 *Cicadidae* 昆虫黑蚱 *Cryptotympana pustulata* Fabricius 的若虫羽化时脱落的皮壳。"

　　【性味归经】性寒,味甘。归肺、肝经。

　　【功能主治】疏散风热,利咽,透疹,明目退翳,解痉。用于风热感冒,咽痛音哑,麻疹不透,风疹瘙痒,目赤翳障,惊风抽搐,破伤风等。

【饮片鉴别要点】本品略呈椭圆形而弯曲,长 2~3.5cm,宽约 2cm。表面黄棕色,半透明,有光泽。头部有丝状触角 1 对,多已断落,复眼突出。额部先端突出,口吻发达,上唇宽短,下唇伸长成管状。胸部背面呈十字形裂开,裂口向内卷曲,脊背两旁具小翅 2 对;腹面有足 3 对,被黄棕色细毛。腹部钝圆,共 9 节。体轻,中空,易碎。无臭,味淡。

【名著选录】

陈修园《神农本草经读》云:"古人用蝉,今人用蜕,气性亦相近。"

清·张志聪在《本草崇原》云:"古人用身,后人用蜕。蜕者,褪脱之义。故眼膜翳障,痘瘰不起,皮肤隐疹,一切风热之证,取而用之。"

☯ 蝉花 Chanhua

【文献】蝉花一名始载于《图经本草》:"今蜀中有一种蝉,其蜕壳头上有一种如花冠状,谓之蝉花,西人有赉(lai,音赖)至都下者,医工云入药最奇。"

《证类本草》载:"蝉花,味甘寒无毒。主小儿天吊、惊痫、夜啼、心悸。……花出土上。"

《四川省中药材标准》2010 年版第 659 页载:"蝉花,为麦角菌科真菌大蝉草 *Cordyceps cicadae* Shing 的无性型蝉拟青霉 *Paecilomyces cicadae*(Miq.)Samson 寄生在山蝉 *Cicada flammata* Dist. 幼虫上的真菌孢梗束或子座及幼虫尸体的干燥复合体。"

【处方用名】蝉花——麦角菌科 *Clavicipitaceae.*

【性味归经】性寒,味咸、甘。归肝、心经。

【功能主治】疏散风热,透疹,息风止痉,明目退翳。用于外感风热,发热头晕,咽痛;麻疹初期,疹出不畅,小儿惊风,夜啼;目赤肿痛,翳膜遮睛等。

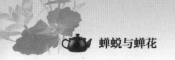

【饮片鉴别要点】

蝉花虫体与从虫体头部长出的真菌孢梗束或子座相连而成。呈长椭圆形,微弯曲,长 3~4cm,直径 1~1.5cm;表面灰褐色至棕黄色,被灰白色菌丝包被,头部隐约可见眼及口器,胸腹两侧具有一对翅芽,下侧有足两对,腹部呈圆锥形,背面有环节,尾短尖。数枚灰褐色至灰白色孢梗束从虫体前端长出,多分枝成树枝状,或不分枝,长 1~6cm,结实部椭圆形至纺锤形,长 5~8cm,直径 2~3mm,白色粉状,柄部直径 1~2mm,褐色;或子座单个,或数枚成束从虫体前端长出,长条形,常卷曲,扭曲,长 2~6cm,中空,其柄部深肉桂色,直径 1.5~4mm,有时具有不孕的小分枝,头部呈棒状,长 7~28mm,直径 2~7mm,灰褐色至灰白色。质脆,易折断,虫体内充满白色或类白色松软物质。气微腥,味淡。

 临床医师与临床药师注意事项

- ◆ 古今临床应用蝉的药用部位变异解读。
- ◆ 注意正确解读《本经》对蚱蝉的性效记载和临床意义。
- ◆ 蝉蜕名称与入药的年代差异与意义。
- ◆ 蝉花的饮片鉴定与临床意义。

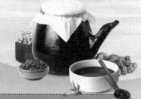

车前子与车前草

异同讲解

古籍文献之异同　车前草与车前子为同基属,不同入药部位的两种药,在本草文献中有相互混用、混载的现象。车前子之名与临床应用首载于《本经》;而车前草之名首见于唐·萧炳《四声本草》,自此,后世本草均有记载,并开始车前子与车前草分别入药。

功效之异同　车前草与车前子基原相同,入药部位不同,功效相似。然车前草入肝、肾、肺、小肠经。长于凉血、解毒,善于血热妄行之衄血、尿血、热痢便血及皮肤疮毒,鲜品效最佳。车前子入肝、肾、小肠经,性寒滑利,又含多量黏液质,肾虚滑精者及孕妇慎用。

☯ 车前子 Cheqianzi

【文献】车前子,味甘寒无毒。主气癃,止痛,利水道小便,除湿痹。久服轻身耐老。一名当道。生平泽。(《神农本草经》)

【处方用名】车前子——车前草科 *Plantaginaceae.*

《药典》2015 年版一部收载:"车前子,为车前科植物车前 *Plantago asiatica* L. 或平车前 *Plantago depressa* Willd. 的干燥成熟种子。"

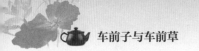
【性味归经】性寒,味甘。归肝、肾、肺、小肠经。

【功能主治】清热,利尿,通淋,渗湿止泻,明目,祛痰。用于水肿胀满,热淋涩痛,暑湿泄泻,目赤肿痛,痰热咳嗽。

【饮片鉴别要点】

本品呈椭圆形、不规则长圆形(习称"凤眼车前")或三角状长圆形,略扁,长约 2mm,宽约 1mm。表面黄棕色至黑褐色,有细皱纹,一面有灰白色凹点状种脐(习称"开眼")。质硬。气微,味淡。

【中药经验鉴别专用术语】

1. 凤眼车前:系指大粒车前子,因其籽粒较大而呈长椭圆形,形似传说中的凤凰之眼睛而故名。又称谓"凤眼"。

2. 开眼:指车前子一面有灰白色凹点状小圆点,为种脐,习称"开眼"。

 临床医师与临床药师注意事项

◆ 本品入煎剂应另包煎、并应打烂为佳。

车前草 Cheqiancao

【处方用名】车前草——车前草科 *Plantaginaceae.*

《药典》2015 年版一部收载:"车前草,为车前科植物车前 *Plantago asiatica* L. 或平车前 *Plantago depressa* Willd. 的干燥全草。"

【性味归经】性寒,味甘。归肝、肾、肺、小肠经。

【功能主治】清热,利尿,通淋,凉血,祛痰,解毒。用于热淋涩痛,水肿尿少,暑湿泄泻,痰热咳嗽,吐血衄血,痈肿疮毒。

【药材鉴别要点】

根丛生,须状。叶基生,具长柄;叶片皱缩,展平后呈卵状椭圆形或宽卵形,长 6~13cm,宽 2.5~8cm;表面灰绿色或污绿色,具明显弧形脉 5~7 条;先端钝或短尖,基部宽楔形,全缘或有不规则波状浅齿。穗状花序数条,花茎长。蒴果盖裂,萼宿存。气微香,味微苦。

车前与平车前原植物(药材)鉴别要点:车前为须根,平车前为直根。

【饮片鉴别要点】

饮片呈不规则的段,根须状,或根直而长,叶片皱缩,多已破碎。表面灰绿色或污绿色,叶脉明显。可见穗状花序,气微,味微苦。

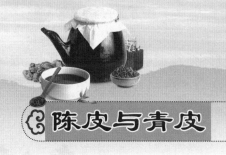

陈皮与青皮

异同讲解

陈皮与青皮基原之别　两者同源,均为中医常用中药,系芸香科 *Rutaceae* 柑橘属 *Citrus* 植物。因采收季节不同而有青皮、陈皮之分。明·陈嘉谟在《本草蒙筌》中云:"青皮、陈皮一种,枳实、枳壳一种,因其迟早采收,特分老嫩而立名也。"

临床应用青皮与陈皮有别　陈皮,主上。理气健脾,燥湿化痰,多用于脘腹胀痛,嗳气呕吐,食欲缺乏,咳嗽痰多等症。青皮,主下。其功能破气散结,舒肝止痛。

青皮 Qingpi

【文献】青皮《本经》不载,但与陈皮同基原,按陈嘉谟所云:"嫩者性酷治下,青皮枳实相同;老者性缓治高,陈皮、枳壳无异。"故青皮一药,应首载于《本经》,而"青皮"一名,则首见于《图经本草》。

《本经》(孙本):"橘柚,味辛温。主胸中瘕热逆气,利水谷。久服去臭,下气,通神,一名橘皮。"

【本经释义】

瘕热:中医认为,"气有余便是火"。胸中气滞而不行,郁而有热,故曰"瘕热"。

逆气:逆气之解有二。一是肺气上逆,如配半夏、茯苓、甘草,既能降气又能化痰,用于痰湿壅肺之咳嗽,气喘;二是指胃气上逆,如《金匮要略》橘皮竹茹汤治咳逆,橘皮汤治干呕哕等,胃气上逆之呃逆、呕吐等。

【处方用名】青皮——芸香科 Rutaceae.

《药典》2015 年版一部第 197 页:"青皮为芸香科植物橘 *Citrus reticulata* Blanco 及其栽培变种的干燥幼果或未成熟果实的果皮。(四花青皮)"

【性味归经】苦、辛、温。归肝、胆、胃经。

【功能主治】疏肝破气,消积化滞。用于胸肋胀痛,疝气疼痛,乳癖,乳痈,食积气滞,脘腹胀痛。

【药材鉴别要点】

个青皮　呈类球形,直径 0.5~2cm。表面灰绿色或黑绿色,微粗糙,有细密凹下的油室,顶端有稍突起的柱基,基部有圆形果梗痕。质硬,断面果皮黄白色或淡黄棕色,厚 0.1~0.2cm,外缘有油室 1~2 列。瓤囊 8~10 瓣,淡棕色。气清香,味酸、苦、辛。

四花青皮　果皮剖成 4 裂片,裂片长椭圆形,长 4~6cm,厚 0.1~0.2cm。外表面灰绿色或黑绿色,密生多数油室;内表面类白色或黄白色,粗糙,附黄白色或黄棕色小筋络。质稍硬,易折断,断面外缘有油室 1~2 列。气香,味苦、辛。

【饮片鉴别要点】

果青皮,切厚片,呈类圆形,有时可见瓤 8~10 瓣,淡棕色。四花青皮,为不规则的丝状,表面灰绿色或黑绿色,密生多数油室,切面黄白色至淡黄棕色。气香,味苦、辛。

醋炙饮片:形状如青皮,色泽加深,略有醋香气,味苦辛。

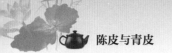

本草解读——中药青皮在药材市场的分类

商品中药青皮,分"个青皮""四花青皮"和"小青皮"。

个青皮 在5—6月间收集橘或其他栽培变种的初果,晒干即得个青皮。

四花青皮 在7—8月采集未成熟果实,在果皮上纵切成四瓣至基部,除去果瓤,晒干,即习称"四花青皮"。如对切成两半者,则习称"对开青皮"。

小青皮 指甜橙产后,收集其自落的幼果晒干即得。因个小而故名,若比"小青皮"个大者,则切成两半,晒干,习称"对开青皮"或"剖半青皮"。

【名著选录】

明·刘文泰《本草品汇精要》: "青皮即青橘皮也,实与黄橘同种。"

宋·苏颂《图经本草》: "今医方乃用黄橘、青橘两物。不言柚,岂青橘是柚之类乎!然黄橘味辛,青橘味苦。《本经》二物通云味辛,又云一名橘皮,又云十月采,都是今黄橘也。今之青橘似黄橘而小,旧说大小苦辛不类,则别是一种耳。收之并去肉,暴干,黄橘以陈久者入药良,古今方书用之最多,亦有单服者,取陈皮捣末……而青橘主气滞,下食,破积结及膈气方用之,与黄橘全别。"

☯ 陈皮 Chenpi

【文献】 陈皮一药始载于《本经》;陈皮一名则首见于宋代《图经本草》。

陈皮,作为橘皮之处方用名,始见于唐·孟诜之《食疗本草》:"取陈皮一斤,和杏仁五两,去皮尖,熬,加少蜜为丸,每日食前饮下三十丸,下腹脏间虚冷气。脚气冲心,心下结硬,悉主之。"

《本经》(孙本):"橘柚,味辛温,主胸中瘕热逆气,利水谷。久服,去口臭,下气通神。一名橘皮。"

【处方用名】陈皮、橘皮——芸香科 *Rutaceae.*

【性味归经】辛、苦、温。归脾、肺经。

【功能主治】理气健脾,燥湿化痰。用于脘腹胀满,食少吐泻,咳嗽痰多。

【药材鉴别要点】

常剥成数瓣,基部相连,有的呈不规则的片状,厚 1~4mm。外表面橙红色或红棕色,久储者颜色变深。有细皱纹及凹下的点状油室及鬃眼;内表面浅黄白色,粗糙,可见"鬃眼"。附黄白色或黄棕色筋络状维管束。质稍硬而脆。气香,味辛、苦。

【饮片鉴别要点】

饮片呈不规则条状或丝状。外表面橙红色或红棕色,粗糙,附有黄白色或黄棕色筋络状维管束,炒制品颜色加深,偶见有焦斑。气香,味辛、苦。

【中药经验鉴别专用术语】

鬃眼:指果实类药材之果皮表面的油室,为紧密排列的小圆点,对光照射清晰透明。

 本草解读——广陈皮与陈皮鉴别要点

广陈皮与陈皮的区别

	广陈皮	陈皮
形状	呈 3 瓣相连,形状整齐,厚度均匀	数瓣基部相连,或呈不规则片状
鬃眼	较小	较大,对光透视透明清晰
质地	稍硬而脆	较柔软

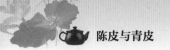

 临床医师与临床药师注意事项

◆ 熟悉和掌握青皮、陈皮、橘络、橘核的采收时间,即同基原药物不同采收时间对临床性效的意义。

◆ "二陈汤"中橘红(陈皮)其内在意义。

◆ 青皮的形状鉴别要点及其炮制应用。

◆ 从中医理论解读青皮、陈皮的临床相同点和不同点。

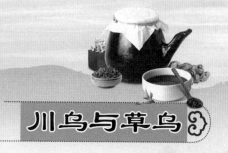

川乌与草乌

异同讲解

附子、川乌、草乌、白附子均为有毒之物,当慎用。清·徐大椿在《神农本草经百种录》附子项载云:"凡有毒之药,性寒者少,性热者多。寒性和缓,热性峻速,入于血气之中,刚暴驳烈,性发不支,脏腑娇柔之物,岂能无害,故须审慎用之。但热之有毒者,速而易见;而寒之有毒者,缓而难察,尤所当慎也。"

《本经》言乌头,有川乌头(川乌)和草乌头(草乌)之分。川乌头(川乌)即现今乌头 *Aconitum carmichaelii* Debx. 的母根,其子根则为附子,多为栽培品。草乌头(草乌)系毛茛科植物北乌头 *Aconitum kusnezoffii* Reichb. 的块根,即现今草乌,多为野生品种。《本经》所言乌头,应指现今草乌和川乌野生品。同属植物黄花乌头 *Aconitum coreanum* (Lévl) Rapaics. 块根,为古代文献所载"白附子"。

川乌、草乌、白附子,均为毛茛科 *Ranunculaceae* 乌头属 Aconitum 的块根,均为有毒药物,尤以草乌的毒性最大。三种药物的功效相类似,在中药饮片流通中,除川乌易被鉴别外,其他两种饮片品种很复杂,一定要注意鉴别。

三种药物均应炮制后使用,如果用生品,内服时,一定慎重,把握用量及服用方法。

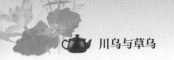

川乌和草乌之主要区别点		
品名	川乌	草乌
表面颜色	棕褐色至灰褐色	灰褐色至黑棕褐色
表面特征	有小的瘤状侧根及子根脱落后的痕迹	点状须根痕和瘤状侧根
质地与断面	坚实;断面类白色至浅黄色	质硬,断面灰白色至暗灰色,有裂隙,髓部较大,有的中空

☯ 川乌 Chuanwu

【文献】《本经》载:"乌头,味辛,温。主中风,恶风洗洗,出汗,除寒湿痹,咳逆上气,破积聚,寒热,其汁煎之,名射罔,杀禽兽。一名奚毒,一名即子,一名乌喙。"

【处方用名】川乌——毛茛科 *Ranunculaceae*.

《药典》2015 年版一部收载:"川乌,为毛茛科植物乌头 *Aconitum carmichaelii* Debx. 的干燥母根。"

【性味归经】性热,味辛、苦。有大毒。归心、肝、肾、脾经。

【功能主治】祛风除湿,温经止痛。用于风寒湿痹,关节疼痛,心腹冷痛,寒疝作痛及麻醉止痛。

【药材鉴别要点】

药材为附子的母根,呈不规则的圆锥形,稍弯曲,形似乌鸦头,顶端常有残茎,中部多向一侧膨大,长 2~7cm,直径 1.2~2.5cm。表面棕褐色或灰棕色,皱缩,有小瘤状侧根突起(习称"钉角")及子根脱离后的痕迹。质坚实,断面类白色或浅灰黄色,形成层环纹呈多角形。气微,味辛辣、麻舌。

【饮片制备与鉴别要点】

1. 取净生川乌,大小分开,用清水浸泡至无干心,取出,另加水煮沸 4~6 小时(或蒸 6~8 小时)至切开内无白心,口尝微有麻舌感,取出晾至 6 成干,切厚片,晒干。

2. 取净生川乌,加入捣生姜、皂角、甘草同泡,注意水要淹过药面,至透心,连同辅料和浸液共煮至浸液吸干,内无白心微带麻味时取出,除去辅料,切厚片,晒干。

辅料比例:生川乌 100kg,生姜 6.5kg,皂角 6.5kg,甘草 6.5kg。

制后饮片:为不规则或长三角形厚片,表面黑褐色至黄褐色,可见灰棕色形成层环,体轻,质脆,折断面具光泽。无实,微有麻舌感。

【中药材经验鉴别专用术语】

1. 母根:指根及根茎类药材的主根,乌头的母根为"川乌",子根为"附子"。

2. 乌鸦头:特指川乌、草乌的根形似乌鸦的头部。

3. 钉角:特指川乌、草乌、附子药材周围瘤状突起的支根。

 临床医师与临床药师注意事项

◆ 本品一般炮制后方能使用,生品内服要慎用。

◆ 孕妇禁用。

◆ 不宜与半夏、瓜蒌、天花粉、川贝母、浙贝母、平贝母、白蔹、白及等同用。

☯ 草乌 Caowu

【处方用名】草乌——毛茛科 *Ranunculaceae.*

《药典》2015 年版一部收载:"草乌,系毛茛科植物北乌头 *Aconitum kusnezoffii* Reichb. 的干燥块根。"

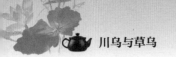
【性味归经】性热,味辛、苦。有大毒。

【功能主治】祛风除湿,温经止痛。用于风寒湿痹,关节疼痛,心腹冷痛,寒疝作痛及麻醉止痛。

【药材鉴别要点】

药材呈不规则的圆锥形,稍弯曲,状如乌鸦头。长 2~7cm,直径0.5~1.8cm,表面暗棕色至灰褐色,皱缩不平,呈纵向沟纹,可见短而尖的支根,习称"钉"。顶端可见去掉茎后的痕迹或顶芽。质坚硬,难折断,断面灰白色至暗灰色,显粉性,可见多角形的形成层环纹及静脉小点(维管束)。无臭,味辛辣而麻舌。

【饮片鉴别要点】

饮片多经炮制,呈不规则或近三角形的薄片,黑褐色,切面可见弯曲的或多角形环纹,及点状维管束,有空隙,周边皱缩或弯曲,辛辣,微麻。

 本草解读——目前市售草乌与常见品种(非正品品种)

1. 毛茛科乌头属植物乌头 *Aconitum carmichaelii* Debx. 的干燥根,即川乌。

2. 同属植物黄草乌 *Aconitum vilmorinianum* Kom. 的干燥块根。根呈长圆锥形,状如胡萝卜,长 5~15cm,直径 1~2.5cm,表面黑褐色,有多数纵皱纹,顶端可见茎基残痕,末端细尖而稍弯曲。气微,味苦,麻。

3. 同属植物滇南草乌 *Aconitum austroyunnanense* W.T.Wang. 的干燥块根。块根形似黄花乌头,形体较之小,有的近细柱形,长 5~7cm,直径 0.7~1.5cm。

4. 同属植物瓜叶乌头 *Aconitum hemsleyanum* Pritz. 的干燥块根,四川西部又名飞燕草、藤草乌。块根呈圆锥形,长约 5cm,直径约 1cm,表面深棕色,有纵皱纹及须根痕。味辛、苦而麻舌。

本草解读——草乌（乌头类药物）**中毒与解救**

1. 中毒原因　①服用生品或用生品泡酒服。生草乌（包括生川乌等乌头类药物），其所含剧毒成分油脂型生物碱易溶于乙醇,毒性增强,且吸收较快,服用较小酒剂亦中毒。②超剂量用药,一次服用生草乌、生川乌 9g 即可引起中毒,严格按药典用量。③不遵医嘱,煎煮时间过短,或误服均可导致中毒。

2. 中毒临床表现　主要为口唇、四肢发麻、恶心、呕吐、流涎、腹痛、腹泻、头晕、视物模糊、呼吸困难、心悸汗出、面色苍白、语言障碍、神志不清、大小便失禁、心率减慢、血压下降、四肢厥冷、心律失常,进而昏迷,最终导致呼吸麻痹和心室纤颤而死亡。

3. 中毒救治　①洗胃,1∶5000 高锰酸钾液,2% 食盐或浓茶反复洗胃,继之以阿托品、利多卡因、普萘洛尔等药物救治。②急用生姜汁、甘草汁口服（洗胃后）,也可冲服真蜂蜜,前服绿豆、黄连、甘草、生姜汤,犀角磨汁或犀角粉冲服等解毒救治。

 临床药师注意事项

◆ 孕妇禁用。

◆ 不宜与半夏、白及、白蔹、瓜蒌、天花粉、各种贝母同用。

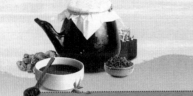

大血藤、鸡血藤与山鸡血藤

☯ 大血藤 Daxueteng

【文献】本草文献始载于明·李时珍《本草纲目》:"红藤,又名赤藤。性平,味苦,无毒。生南地深山。皮赤,大始指,堪缚物,片片自解也。善杀虫,利小便。"

【处方用名】大血藤——木通科 Lardizabalaceae.

《药典》2015 年版一部,第 20 页收载:"大血藤,为木通科植物大血藤 Sargentodoxa cuneata(Oliv.)Rehd.et Wils. 的干燥藤茎。"

【性味归经】性平,味苦。归大肠、肝经。

【功能主治】清热解毒,活血通经,祛风止痛。用于肠痛腹痛,热毒疮痛,经闭腹痛,跌打损伤,风湿痹痛等。

【饮片鉴别要点】

饮片呈横切类圆形厚片,2~4mm。外表皮灰棕色,粗糙,横切面皮部红棕色,有数处向内嵌入木部。木部黄白色,有多数导管孔,射线呈放射状排列,呈古代战车车轮纹。气微,味微涩。

☯ 鸡血藤 Jixueteng

【文献】因藤汁红如血而名鸡血藤。始载于清·赵学敏《本草纲目拾遗》:"……顺宁府出鸡血藤,熬膏可治血症……中空如竹,剖断流汁,色赤若血,故土人名之为鸡血藤。……壮筋骨,已酸痛,和酒服,于老人最宜。治老人气血虚弱，手足麻木瘫痪等症。男子虚损，不能生育，及遗精白浊。男妇胃寒痛。妇女经血不调，赤白带下。妇女干血劳，及子宫虚冷不受胎。"

【处方用名】鸡血藤——豆科 *Leguminosae*.

《药典》2015 年版一部，第 194 页收载："鸡血藤，为豆科植物蜜花豆 *Spatholobus suberectus* Dunn. 的干燥藤茎。"

【性味归经】性温，味甘、苦。归肝、肾经。

【功能主治】活血补血，调经止痛，舒筋活络。用于月经不调，痛经，经闭，风湿痹痛，麻木瘫痪，血虚萎黄等。

【饮片鉴别要点】

饮片呈椭圆形、长矩圆形或不规则的斜切片，厚 0.3~1cm。栓皮灰棕色，有的可见灰白色斑，栓皮脱落处显红棕色。切面木部红棕色或棕色，导管孔多数；韧皮部有树脂状分泌物呈红棕色至黑棕色，与木部相间排列呈 3~8 个偏心性半圆形环；髓部偏向一侧。质坚硬。气微，味涩。

山鸡血藤 Shanjixueteng

【处方用名】山鸡血藤——豆科 *Leguminosae*.

【文献】山鸡血藤，为四川、湖南等省区地方习用品种，常以鸡血藤之名入药。本品始载于《四川省中药材标准》1987 年版。《四川省中药材标准》2010 年版第 54 页收载："山鸡血藤，为豆科崖豆藤属植物香花崖豆藤 *Millettia dielsiana* Harms. 的干燥藤茎。"

【性味归经】性温，味甘、苦。归肝、肾经。

【功能主治】补血活血，通络。用于月经不调，血虚萎黄，麻木瘫痪，风湿痹痛。

【饮片鉴别要点】

饮片呈横切类圆形至椭圆形或不规则的厚片。外皮粗糙,灰褐色至棕褐色。有的饮片可见椭圆形皮孔,纵向开裂。横切面皮部内侧有一圆形红棕色至棕黑色的树脂状分泌物,占横切面皮部半径的1/3~1/4。

 本草解读——鸡血藤药用非正品品种

1. 豆科密花豆 *Spatholobus suberectus* Dunn. 的干燥藤茎。

2. 豆科香花崖豆藤 *Millettia dielsiana* Harms. 的干燥藤茎。

3. 豆科亮叶崖豆藤 *Millettia nitida* Benth. 的干燥藤茎。

4. 豆科白花油麻藤 *Mucuna birdwoodiana* Tutch. 的干燥藤茎。

5. 豆科常春油麻藤 *Mucuna sempervirens* Hemsl. 的干燥藤茎。

临床药师注意事项

◆ 大血藤,原名红藤。注意与草红藤的基原、临床性效与鉴别要点。审方与调配注意事项。

◆ 鸡血藤与山鸡血藤的基原与鉴别要点。

◆ 注意鸡血藤的药用品种。

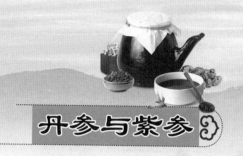

丹参与紫参

丹参 Danshen

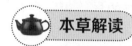

丹参。《名医别录》云："一名赤参，一名羊乳。"

曹元宇："丹参入手太阳、少阴经。破宿瘀血，养血，生新血，为妇科要药；调经脉，安生胎，堕死胎，治崩带癥瘕，功兼四物汤，补血行血，可以代用。郑奠一云：'养神定智，通利血脉，实有神验。'肠鸣幽幽，乃阴阳不和。邹澍则谓：'心气被遏，不能上行，下走肠间。'丹参补心气，除邪气则肠间阴阳二气和矣。邹澍又云：'肠鸣寒热积聚，癥瘕，烦满，若不由心腹邪气，则不得用丹参。'张志聪云：'玄参治腹中寒热积聚，丹参治心腹邪气，寒热积聚，……止烦满益气者治心腹之邪气也。夫逐烦而治心邪，止满而治腹邪，益正气所以治邪气也。'丹参之用，除《经》文所记者外，《药性论》以治脚弱痛痹，中恶。《日华》以治热劳，排脓止痛，生肌长肉。《梅师》和以羊脂，以治热油烫伤。近世丹参之用，概见于上，惟丹参力较薄，非重用不为功，不可不知。"

【文献】丹参，始载于《本经》："丹参，味苦，微寒无毒。主治心腹邪气，肠鸣幽幽如走水，寒热积聚，破癥除瘕，止烦满，益气。……一名郄蝉草。生山谷。"

【处方用名】丹参——唇形科 Labiatae.

《药典》2015年版一部收载："丹参，为唇形科植物丹参 Salvia

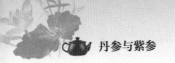
miltiorrhiza Bge. 的干燥根和根茎。"

【性味归经】性微寒,味苦。归心、肝经。

【功能主治】活血祛瘀,通经止痛,清心除烦,凉血消痈。用于胸痹心痛,脘腹胁痛,癥瘕积聚,热痹疼痛,心烦不眠,月经不调,痛经经闭,疮疡肿痛等。

【饮片鉴别要点】

饮片呈类圆形或椭圆形厚片,直径 0.5~1.5cm,表皮棕红色或暗棕红色,粗糙,具纵皱纹。切面紫褐色,有裂隙或略平整而致密。有的呈角质样,皮部红棕色,木部灰黄色至紫褐色,有的导管束黄白色呈放射状排列。气微,味微苦、涩。

 临床医师与临床药师注意事项

◆ 传统素有:"丹参一味,功用四物"之说,实则丹参补血之力大逊于四物汤,临床中注意不可滥用,以免误事。

◆ 丹参、当归均能补血活血,然当归补血之力大于祛瘀,补中有通;丹参祛瘀之力大于补血,通中有补。注意鉴别应用。

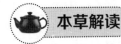 紫参 Zishen

 本草解读

黄奭本《本经》文载:"……根黄赤有文,皮黑中紫。五月紫赤,实黑大如豆。三月采根。"应为蓼科植物拳参。拳参一别称牡蒙。《证类本草》所载《图经本草》中眉州紫参也应为蓼科植物拳参,仲景之"紫参汤"(紫参、甘草),所治病症亦应为拳参为是。

《药性论》:"紫参,主心腹坚张,治妇人血闭不通。"邹澍云:"紫参。心腹积聚,寒热邪气,以利大小便而可解""味苦气寒,必心腹积聚。寒热邪气既已化热者,方得用之,以其能使从九窍泄也。"

古时紫参又名重楼,蚤休亦名重楼,唯"牡蒙"之别称,蚤休无。

【文献】紫参一名,始载于《本经》:"紫参,味苦辛寒(黄奭本),主心腹积聚,寒热邪气,通九窍,利大小便。一名牡蒙。生山谷。"

【处方用名】拳参——蓼科 *Polygonaceae*.

《药典》2015 年版一部收载:"拳参,为蓼科植物拳参 *Polygonum bistorta* L. 的干燥根。"

【性味归经】性微寒,味苦、涩。归肺、肝、大肠经。

【功能主治】清热解毒,消肿,止血。用于赤痢热泻,肺热咳嗽,痈肿瘰疬,口舌生疮,血热吐衄,痔疮出血,蛇虫咬伤等。

【饮片鉴别要点】

饮片呈类圆形或近肾形薄片,一则略有凹槽。外表皮紫褐色至紫黑色粗糙。饮片切面平坦,棕红色至浅棕红色,边缘有一成环的黄白色小点(维管束)。气微,味苦涩。

 临床药师注意事项

◆ 目前商品药材中,紫参(拳参)又称"草河车"和"重楼",但"重楼"的别名又叫"草河车";蚤休的异名亦叫"草河车"和"重楼"。注意鉴别。

◆ "重楼"一药,品种极为复杂,在中药饮片鉴定和调配工作中,注意和拳参的鉴别。

◆ 古代本草文献,有关紫参的记载颇多,就品种而言,很难确定品种名,从目前资料分析,暂定紫参为蓼科属植物拳参的根。

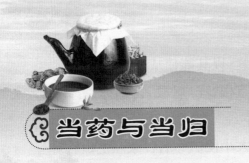

当药与当归

☯ 当药 Dangyao

【文献】当药为我国民间常用中草药。《内蒙古草药》《浙江民间常用草药》均有记载。《峨眉山药用植物资源》收载："当药，全草入药。治疗肝炎，黄疸，咽喉肿痛，疥癣，湿疹等。"

【处方用名】当药——龙胆科 *Gentianaceae*.

《药典》2015 年版第 134 页收载："当药，为龙胆科植物瘤毛獐牙菜 *Swertia pseudochinensis* Hara 的干燥全草。"

我国南方，按当药入药品种还有同属植物当药 *Swertia diluta* (Turcz.) Benth.et Hook.f. 的全草。用以治疗骨髓炎，扁桃体炎等。

【性味归经】性寒、味苦。归肝、胃、大肠经。

【功能主治】清热解毒，健胃。用于治疗湿热黄疸，胁肋疼痛，痢疾腹痛等症。

【饮片鉴别要点】

饮片呈不规则的段，茎方柱形，有的饮片可见有狭翅，直径 1~2.5mm，黄绿色至黄棕色。节节处略膨大。质脆易折断，断面中空。叶对生，无柄，完整叶片经水浸泡后展开，呈条状披针形，长 2~4cm，宽 0.3~0.9cm，先端渐尖，基部狭楔形，全缘。圆锥花序腋生。饮片多已破碎。蒴果椭圆形。气微，味苦。

临床医师与临床药师注意事项

◆ 唐·陈藏器《本草拾遗》所载当药为蓼科酸模属植物酸模 *Rumex acetosa* L. 的根,别称山大黄,《本草纲目》又名山羊蹄,性味酸苦,主要用于治疗热淋、小便不利、肺热吐血、恶疮、肿毒、疥癣等。

◆ 蒙医将龙胆科獐牙菜属植物瘤毛獐牙菜 *Swertia pseudochinensis* Hara. 等同属植物多种獐牙菜的全草当当药使用,主要用于治疗消化不良、湿热黄疸、风火牙痛等。

☯ 当归 Danggui

【文献】《本经》载:"当归,味甘,温。主咳逆上气,温疟,寒热,洗在皮肤中,妇人漏下绝子,诸恶疮疡,金创,煮饮之。一名干归,生川谷。"

【本经释义】

咳逆上气:即咳嗽喘息。多见于急慢性支气管炎、慢性支气管哮喘、过敏性哮喘等。

《诸病源候论·咳嗽病诸候凡十五论·咳逆候》:"咳逆者,是咳嗽而气逆上也,气为阳,流行腑脏,宣发腠理,而气肺之所主也。咳病由肺虚感微寒所成,寒搏于气,气不得宣。胃逆聚还肺,肺则胀满,气遂不下,故为咳逆。其状咳而胸满气逆,髆背痛,汗出,尻阴股膝踹胻足皆痛也。"

《诸病源候论·咳嗽病诸候凡十五论·咳逆上气候》:"肺虚感微寒而成咳,咳而气还聚于肺,肺则胀,是为咳逆也。邪气与正气相搏,正气不得宣通,但逆上咽喉之间,邪伏则气静,邪动则气奔上,烦闷欲绝,故谓之咳逆上气也。"

《本经》言"主咳逆上气"。即治疗以咳嗽喘息为主要临床表现的病症,多见于慢性支气管哮喘及过敏性哮喘等。现代药理学不能证实当归有止咳平喘作用,而中医认为当归具有活血作用,能够改善肺部之血液循环,缓解肺部的慢性炎症,是其治疗咳喘的原因所在。

《本经》和现今《药典》与教材,对当归的认识已很全面,但是对于当归之治疗咳嗽作用并未受到临床药师的关注和重视。

《本经》所载"咳逆上气"药物尚有石菖蒲等。

当归治疗"咳逆上气"之古方举例

《景岳全书》金水六君汤煎:当归二钱,熟地五钱,陈皮一钱半,半夏二钱,茯苓二钱,炙甘草一钱,生姜七片(二陈汤+当归、熟地)治疗肺肾阴虚,湿痰内盛,水泛为痰,咳嗽呕恶,喘逆多痰证。取其当归"主咳逆上气"之功。若去掉当归,则疗效大减。

《医方集解》百合固金汤:生地二钱,熟地三钱,麦冬一钱半,贝母一钱,百合一钱,当归一钱,芍药一钱,甘草一钱,玄参八分,桔梗八分。治疗肺肾阴亏,虚火上炎,咽喉燥痛,咳嗽气喘,痰中带血,手足烦热,舌红少苔,脉细数等。方中当归除取其活血养血外,亦取其"主咳逆上气"。

《和剂局方》苏子降气汤:半夏二两半,苏子二两半,炙甘草二两,肉桂一两,前胡一两,姜制厚朴一两,陈皮一两,当归一两半。降逆平喘,咳喘短气,胸膈满闷,咽喉不利等证,方中当归亦取其"主咳逆上气"和"养血"之功。

当归止咳典型病案

1987年春3月,有张姓妇人来诊。自诉咳嗽3个月余,纳气腹胀,口干。观舌红少苔,脉细数。诊为阴虚燥咳,痰气阻滞。治以润肺肃降,佐以化痰止咳。

处方:沙参12g,麦冬10g,桑白皮9g,炒紫苏子5g,紫菀9g,款冬花9g,大腹皮9g,枳壳6g,神曲10g,甘草5g,生姜3片。3剂,水煎服,每日1剂。

患者复诊,余有事不在,适家父应诊。患者咳嗽症状未减,家父在上方中加当归18g,嘱继服3剂。患者再诊,余视父方,问患者情况,答2次服药后,咳嗽症状大有减轻,要求再配3剂继服。后知服药后咳嗽顿失。

事后,余问及家父咳嗽加当归之意,父云:当归止咳,古方早有记载,如局方"苏子降气汤"、景岳"金水六君煎"中均配伍当归,乃因"气以血为家,喘则流荡而忘返"。当归可使耗散上逆之气收敛肃降。《本草汇编》载:"当归血药,其味辛散,乃血中气药,况咳逆上气,有阴虚阳无所附者,故用血药补阴,则血和而气降矣。"《本草经》也云:"当归主咳逆上气。"《本草从新》则云:"当归治虚劳、寒热咳逆上气。"所以,家父总结说:妇人常见阴血不足,故咳嗽加当归一味,寓意深也,临床奏效也佳。

(山西省平遥县中医院 王金亮)

温疟:病证名,指体内有伏邪,至夏季因感受暑热而发的一种疟疾。临床表现有先热后寒、热重寒轻、汗或多或少、口渴喜凉饮。①疾病之一:《素问·疟论》:"此先伤于风而后伤于寒,故先热而后寒也,亦以时作,名曰温疟。"《金匮要略方论·疟病脉证并治第四》:"温疟者,其脉如平,身无寒但热,骨节疼烦,时呕,白虎加桂枝汤主之。"②疫病的一种,即瘟疫病:《瘟疫论·温疟》:"凡疟者,寒热如期而发,余时脉静身凉,此常疟也。以疟法治之。设传胃者,必现理论,名为温疟,以疫法治者生,以疟法治者死。"其症状:身热头痛,烦渴呕逆,或有汗,或无汗,皆由温热相合而成,治宜寒凉解热为主。

寒热:一是指恶寒发热症状的简称:出自《素问·风论》:"风气藏于皮肤之间,内不得通,外不得泄;风者善行而数变,腠理开则洒然寒,闭则热而闷,其寒也则衰食饮,其热也则消肌肉,故使人怢栗而不能食,名曰寒热。"二是指八纲辨证的两个纲领:辨别疾病的属寒属热,对确定疾病的治疗有重大意义,治法上的"寒者热之,热者寒之",是立法处方用药的重要依据。

洗在皮肤中:其他辑本作"洗洗在皮肤中",如曹元宇辑注本:"温疟热洗洗在皮肤中"。"洗洗"同"洒洒"。《本经》载阿胶:"劳极洒洒如疟状。"《素问·风论》:"腠理开则洒然寒,闭则热而闷。"王冰注:"洒然,寒貌。"《素问·疏五过论》:"身体日减,气虚无精,病深无气,洒洒然时惊。"王冰注:"洒洒,寒貌。"

漏下:一是指指妇人在行经期间,阴道内大量出血,或持续出血,淋沥不断的病证。月经刚停后,又续见下血,淋沥不尽,称之为崩漏。二是,出血量少,但持续不断的称为漏下。崩和漏可以相互转化。其原因主要是由于任冲不固。临床上分为气虚型、血热型、血瘀型等。妇产科有很多疾病,如功能性子宫出血、内生殖器官的炎症、肿瘤等,均可引起漏下证候。《诸病源候论·妇人杂病诸候二·漏下候》:"漏下者,由劳伤血气,冲任之脉虚损故也。冲脉任脉为十二经脉之海,皆起于胞内。而手太阳小肠之经也,手少阴心之经也。此二经主上为乳汁,下为月水。妇人经脉调适,则月下以时。若劳伤者,以冲任之气虚损,不能制其脉经,故血非时而下,淋沥不断,谓之漏下也。"

绝子:又称谓"绝产""绝生""绝嗣""断产""不孕"等。指妇人因病不能生育。《千金方》卷二方上载有:"妇人绝子,灸然谷五十壮""妇人带下绝产无子,并服寒食药而腹中有癖者……绝产十八年""治妇人绝产,生来未产,荡涤腑脏,使玉门受子精,秦椒丸方。"白薇丸主久无子或断绪。"妇人绝嗣不生,漏赤白,灸泉门十壮。"

诸恶创疡,金创:"创"通"疮"。经久难治,久不收口的恶疮和金属刀刃箭伤后所感染肿痛等。

煮饮之:本品宜入汤剂煎服。

【处方用名】当归——伞形科 *Umbelliferae.*

《药典》2015 年版一部收载:"当归,为伞形科植物当归 *Angelica sinensis*(Oliv.)Diels. 的干燥根。"

【性味归经】性温,味甘、辛。归肝、心、脾经。

【功能主治】补血活血,调经止痛,润肠通便。用于血虚萎黄,眩晕心悸,月经不调,经闭痛经,虚寒腹痛,肠燥便秘,风湿痹痛,跌扑损伤,痈疽疮疡。

酒制当归:活血通经。用于经闭痛经,风湿痹痛,跌扑损伤等。

【药材鉴别要点】

药材略呈圆柱形,长 15~25cm,下部有支根 3~5 条或更多,多弯曲。表面黄棕色至棕褐色,具纵皱纹及横长皮孔样突起。根头(归头)直径 1.5~4cm,具环纹,上端圆钝或具数个明显突出的根茎痕,有紫色或黄绿色的茎及叶鞘的残基;主根(归身)粗短,表面凹凸不平,具横长皮孔样突起;支根(归尾)直径 0.3~1cm,上粗下细,多扭曲,有少数须根痕。质柔韧,断面黄白色或淡黄棕色,皮部厚,有裂隙及多数棕色点状分泌腔,木部色较淡,形成层环黄棕色。有浓郁的香气,味甘、辛、微苦。

【饮片鉴别要点】

饮片呈类圆形或不规则的薄片。外表皮黄棕色至棕褐色,切面黄白色至淡棕黄色,平坦,有裂隙,中间有浅棕色的形成层环,并有多数棕色油点,香气浓郁,味甘、辛、微苦。

【中药经验鉴别专用术语】

"归头""归尾""归身""全归",商品中药材对当归各个部位的别称。

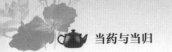

1. 归头:指当归的根头部,即短缩的根茎和根的上端。

2. 归身:指当归的主根。

3. 归尾:指当归的须根。

4. 全归:指当归的全体,即归头、归身、归尾的全部。

 本草解读——张仲景使用当归

张仲景用当归方共15方,三两为多,最小一两,用量规律,用于养血散寒诸方中均为三两,用于丸、散剂诸方均为一两。现今用量:10~15g。下文举例一二。

当归散(《金匮要略》方):当归、黄芩、芍药、川芎各一斤,白术半斤。治疗妊娠胎动不安,产后虚弱,恶露不尽等。

胶艾汤(《金匮要略》方)即"芎归胶艾汤""胶艾四物汤":当归三两,川芎二两,阿胶二两,艾叶三两,甘草二两,干地黄六两,芍药四两。治疗崩漏不止,月经过多,或妊娠下血,腹中痛,胎动不安,或产后下血,淋沥不尽等。

当归贝母苦参丸(《金匮要略》方):当归、贝母、苦参各四两。治疗妊娠小便难,饮食如故等。

当归四逆汤(《伤寒论》方):当归、桂枝、芍药、细辛各三两,炙甘草、通草(现今木通)各二两,大枣二十五枚。治疗血虚受寒,手足厥冷,舌淡苔白,脉细欲绝者,或血虚寒凝而致之月经不调,脘腹冷痛,寒入络脉等。

 临床医师与临床药师注意事项

◆ 当归自《本经》始,时至今日,其品种入药部位、临床性效等均未发生变化,为中药品种沿袭理论的代表品种。注意学习《本经》对当归的记载和现今统编教材的论述。

◆《本经》未载当归"生血、行血"。但当归滋润通和,能使阴气流通,阳气不亢,则血可行也。当归与黄芪联用名"当归补血汤",能挽救垂危于顷刻;当归与地黄合用,治疗妇人百病,诸血不足:当归与川芎联用,名"佛手散",治疗胎动不安,疼痛,子死腹中;当归与地黄、川芎、白芍合用,名"四物汤",为肝经调血之专方;当归与黄芩、白芍、川芎、白术合用,名"当归散",为安胎圣药,妇人妊娠宜常服之。

◆ 临床药师应注意当归饮片质量标准和鉴定要点,特别是对同科属品种饮片前胡、独活等的对比鉴别要点。要对饮片供货商提出当归饮片质量要求。

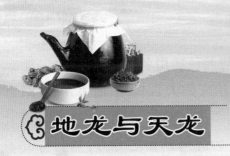

🐟 地龙 Dilong

今通名：蚯蚓或地龙。处方通用名——"地龙"。

【文献】地龙一名，始载于宋·王怀隐《太平圣惠方》，而地龙入药，则始载于《本经》，原名"白颈蚯蚓"。《名医别录》："一名土龙。"

蚯蚓一名，最早见于《月令》，《名医别录》名："土龙。"陶弘景云土龙："疗伤寒伏热狂谬，大腹，黄疸。"《日华子本草》云："治中风并痫疾，去三虫，天行热疾，喉痹、蛇虫伤。"《本草图经》云："白颈蚯蚓，生平土，今处处平泽皋壤地中有之，白颈是老者耳……方家谓之地龙。"

现代《中药学》将地龙功效规范为：清热定惊，通络，平喘，利尿。用于高热神昏，抽搐，关节痹痛，肢体麻木，半身不遂，肺热咳嗽，尿少水肿，高血压等。

【处方用名】地龙——钜蚓科 *Megascolecidae*.

《药典》2015 年版一部，第 122 页收载："地龙为钜蚓科动物参环毛蚓 *Pheretima aspergillum*（E.Perrier）、通俗环毛蚓 *Pheretima vulgaris* Chen.、威廉环毛蚓 *Pheretima guillelmi*（Michaelsen.）或栉盲环毛蚓 *Pheretima pectinifera* Michaelsen. 的干燥体。"

【性味归经】性寒，味咸。归肝、脾、膀胱经。

【功能主治】清热定惊，通络，平喘，利尿。用于高热神昏，惊痫抽搐，关节痹痛，肢体麻木，半身不遂，肺热喘咳，水肿尿少等。

【饮片鉴别要点】

饮片呈段状，节状薄片，边缘略卷，具环节。背部棕褐色至紫灰色,腹部浅黄棕色。体轻,不易折断。气腥,味微寒。若呈筒状,未剖开去掉泥土,为不合格饮片。

☯ 天龙 Tianlong

【文献】天龙一名始载于《饮片新参》。天龙入药则始载于唐·苏敬《新修本草》:"石龙子,味咸,寒,有小毒。主五癃邪结气,破石淋,下血,利小便水道。一名蜥蜴,一名山龙子,一名守宫,一名石蜴。"

【处方用名】守宫、天龙——壁虎科 Gekkonidae.

《本草释名考订》收载:"天龙(壁虎)为壁虎科动物无蹼壁虎 *Gekko swinhonis* Guenther. 多疣壁虎 *Gekko japonicus* Dumeril.et Bibron. 蹼趾壁虎 *Gekko subpalmatus* Guerther. 的干燥全体。"

【性味归经】性寒,味咸。有小毒。

【功能主治】祛风,定惊,散结,解毒。治中风瘫痪,历节风痛,风痰惊痫,瘰疬,恶疮等。

《四川中药志》(1962年版)第三册,第2323页收载:"壁虎,为壁虎科壁虎属动物无疣壁虎 *Gekko subpalmatus* Gunther. 的干燥全体。"

【性味归经】性寒,味咸,有小毒。

【功能主治】能驱风,破血积疮块,消瘰疬结核。治中风瘫痪,手足不举,历节风痛,肿瘤,小儿疳积。破伤风及蝎螫伤等症。

【饮片鉴别要点】

天龙全体全长 10~15cm,体、尾长度几相等,头扁宽,吻斜扁,比眼径长,全体披细鳞,指趾间无蹼迹,除第一指处末端均有小爪,体背灰棕色。气腥。

 临床药师注意事项

◆ 注意地龙饮片质量鉴别,保证用药质量。
◆ 天龙的现代研究与应用。

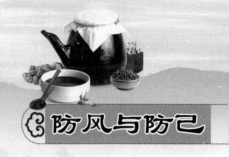

防风与防己

防风 Fangfeng

【文献】防风始载于《本经》:"防风,味甘温无毒,主治大风头眩痛,恶风风邪,自盲无所见,风行周身,骨节疼痹,烦满。久服轻身。一名铜芸,生川泽。"

【处方用名】防风——伞形科 *Umbelliferae.*

《药典》2015 年版一部第 149 页收载:"防风,为伞形科植物防风 *Saposhnikovia divaricata*(Turcz.)Schischk. 的干燥根。"

【性味归经】性微温,味辛、甘。归膀胱、肝、脾经。

【功能主治】祛风解表,胜湿止痛,止痉。用于感冒头痛,风湿痹痛,风疹瘙痒,破伤风等。

【饮片鉴别要点】

饮片呈圆形或椭圆形的厚片,体轻,质松,易折断。外表皮灰棕色,有纵皱纹。有的饮片可见横长皮孔样突起和密集的环纹(习称"蚯蚓头"),或残存的毛状叶基(习称"扫帚头")。饮片横切面皮部浅棕色,有裂隙,木部浅黄色,可见一黄色圆心(习称"凤凰眼圈"),具放射状纹理(习称"菊花心")。气特异,味微甘。

【中药经验鉴别专用术语】

1. 扫帚头:特指防风根头顶部具有的棕色或棕褐色毛状残存叶基,形如扫帚。

2. 蚯蚓头:指根及根茎类中药材头部具有明显而密集的环纹,

又称之为"旗杆顶"。

3. 菊花心:指根及根茎类中药材断面(饮片)的纹理,形如开放的菊花。又称之为"菊花纹"。

4. 凤眼圈:特指正品防风(东防风)药材断面或横切饮片有一黄色圆心,其外层为浅黄白色,如传说中的凤凰的眼睛。

 本草解读——形味性效解功用

先贤认为:防风入手太阳小肠、足太阴膀胱、足阳明胃、足太阴脾、足厥阴肝经。防风得葱白能行周身,为发表祛风胜湿之要药。李东垣认为,防风"随所引而至,乃风药中润剂,若补脾胃非此引用不能行"。故东垣脾胃方中时加之。

防风主上焦风邪,头目痛眩,项脊强痛,一身尽痛。张志聪、叶桂及徐大椿等,俱以治风为《本经》所载主治之因。徐大椿云:"防风治周身之风,乃风药之统领也。"陈念祖云:"防风入肝而治风,尤妙在甘以入脾,培土以和木气,其用独神。"

防风虽善于发汗,然与黄芪、芍药合用,又能实表止汗:玉屏散(黄芪、防风、白术)为固表止汗良剂。黄芪得防风而力益大,李东垣以为"相畏而相使",柯琴以为"一补一泻,相须相得"。黄芪、防风各等分,名防风黄芪汤(《金匮要略》方,又名汉防己汤:防己、黄芪、甘草、白术)为治中风不言语,脉迟弱之要方。防风独用或与天南星等分合用,古代用以治疗破伤风。

古人云:风药常兼能祛湿,而风行周身,骨节疼痛,必亦兼湿,故防风常与羌活、独活、藁本等药联用。

☯ 防己 Fangji

【文献】防己始载于《本经》:"防己,味辛平。主治风寒温疟热

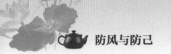
气,诸痫,除邪利大小便。一名解离,生川谷。"

【处方用名】防己——防己科 *Menispermaceae.*

《药典》2015 年版一部第 148 页收载:"防己,为防己科植物粉防己 *Stephania tetrandra* S.Moore 的干燥根。"

【性味归经】性寒,味苦。归膀胱经、肺经。

【功能主治】祛风止痛,利水消肿。用于风湿痹痛,水肿脚气,小便不利,湿疹疮毒等。

【鉴别要点】

药材特征:防己呈不规则圆柱形或半圆柱形或块状,多弯曲,有深陷横沟而成结节状瘤,形如猪大肠。表面灰黄色,质坚实而重,断面富含粉性。

【饮片鉴别要点】

防己饮片呈类圆形或半圆形厚片,体重,质坚实。外表皮淡灰黄色。饮片横切面灰白色,呈粉性(粉防己),有稀疏的放射状纹理,习称"蜘蛛网状"或称"车轮纹"(古代文献称为"车辐")。气微,味苦。

【中药经验鉴别专用术语】

1. 蜘蛛网纹:特指粉防己药材横断面(饮片)的特殊网纹,木质部维管束呈稀疏的放射状排列,导管旁有纤维及薄壁细胞,均木化,形如"蜘蛛网"。

2. 猪大肠:专指防己药材常屈伸不直,有深陷的横沟而成结节状瘤块样,形如"猪大肠"。

3. 车轮纹:指药材断面(饮片)木质部射线呈均匀放射状排列的纹理,形如古代战车车轮状,古代文献亦称之为"车辐"。

本草解读——汉防己与木防己之区别

现今商品防己有汉防己(汉中所产)和木防己之别。《本经》所载防己别称"解离"。《吴普本草》有"防己,一名解离"之说。据此,

《本经》所载防己应为木防己。又张仲景治疗伤寒有"增减木防己汤"。然其木防己自唐宋以后就很少入药使用了,多为汉防己。

曹元宇:"主风寒温疟,热气诸痫,皆属阳邪与风痰,防己清阳邪,平风消痰,故主之。"张仲景用防己之方甚多,如木防己汤(《金匮要略》方:木防己、石膏、桂枝、人参)治疗膈间支饮;己椒苈黄丸(《金匮要略》方:防己、椒目、葶苈子、大黄):治疗肠间水气。现代用于治疗肝硬化腹水。还有防己地黄汤(《金匮要略》方:防己、甘草、桂枝、防风、生地黄);防己黄芪汤(《金匮要略》方:防己、黄芪、甘草、白术、生姜、大枣);防己茯苓汤(《金匮要略》方:防己、黄芪、桂枝、茯苓、甘草)等,均用其治疗风水湿热之功。

 临床医师与临床药师注意事项

◆ 前人认为,防己为足太阳膀胱经专药,亦能行十二经,通腠理,利九窍,泻下焦血分湿热,为疗风水要药,治水湿之咳喘,水肿风肿,痈肿疮毒,足伤寒湿,久而成熟,肿而痛(脚气痛);或因风因水而身肿,或因湿热流入十二经,致二便不通者,防己为必用之药。凡治脚气,以防己为主药,视其湿、热、风、痰等之偏盛,而佐以相应之药。

◆ 目前四川各地使用的防风,即四川省 20 世纪 70 年代从吉林省及黑龙江省引进防风 *Saposhnikovia divaricata*(Turcz.)Schischk. 野生种子,进行引种栽培获得成功的,1983 年经四川省卫生厅、中药材公司等药材鉴定会,同意作防风(引种防风)供省内使用。其种名与《药典》2015 年版收载相同,即《药典》2015 年版收载的栽培种。

◆《四川省中药材标准》2010 年版收载品种:川防风 *Ligusticum brachylobum* Fr. 松叶防风 *Seseli yunnanense* Franch. 竹叶防风 *Seseli mairei* Wolff. 在四川地区亦当防风用。并非《药典》正品品种。值得注意的是:在同时有国家标准和省级标准时,必须就高不就低,执行国家标准。

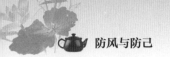

◆ 防己自古以来分为汉防己和木防己两大类,一般习惯所称之为汉防己,实际上是防己科之粉防己,并不是马兜铃科植物汉中防己 *Aristolichia heterophylla* Hemsl.,而目前商品中药材之木防己则是马兜铃科植物的广防己 *Aristolochia fangchi* Y.C.Wu ex L.D.Chow et S.M.Hwang 和汉中防己。同时亦包括防己科植物木防己 *Cocculus trilobus*(Thunb.)DC 的干燥根。在临床药学工作中注意鉴别。

防风野生种与栽培种主要区别点

野生种:个体较小,直径 0.5~1.5cm,较粗糙,头端有明显密集的环纹叶痕,呈蚯蚓头状,断面(饮片)有裂隙,菊花心和红眼圈(凤凰眼)明显。味辛涩。

栽培种:较野种粗壮(直径可达 2cm)和油润,断面(饮片)裂隙不明显,尤其是菊花心和红眼圈(凤凰眼)不明显,味微甘。

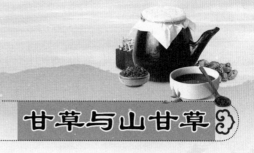

甘草与山甘草

甘草 Gancao

【文献】

《本经》:"甘草,味甘平。主五脏六腑寒热邪气,坚筋骨,长肌肉,倍力,金创𬋖,解毒。久服,轻身延年,生川谷。"

【本经释义】

主五脏六腑寒热邪气:清·叶桂在《本草再新》中云:"味甘可以解寒,气平可以清热,甘草甘平入肺入脾,所以主五脏六腑寒热邪气也。"清·吴仪洛在其《本草从新》中云:"甘草,有补有泻,能表能里,可升可降,生阴血。""甘草,生用气平,补脾胃不足而泻心火,能生肺金;炙用气温,补三焦元气而散表寒;入和剂则补益;入汗剂则解肌。解退肌表之热;入凉剂则泻邪热;入峻剂则缓正气;入润剂则养阴血,能协和诸药,使之不争;生肌止痛,通行十二经,解百药毒,故有国老之称。"

倍力:作"倍气力"解,与"补中益气"有关。陈修园云:"物之味甘者,至甘草为极。力者,心所主也。但使脾气一盛,则五脏皆循环受益,而皆得其坚之、长之、倍之之效矣。"

解毒:①作"解金创肿毒"。②解药毒。如吴茱萸有小毒,经甘草水浸泡后再炒干,吴茱萸的毒性降低(甘草酸与吴茱萸中的生物碱结合,使其毒性降低)。半夏、附子的毒性经甘草水浸泡,降低毒性,保证用药安全。还有乌头、马钱子等均可用生甘草来制约其毒性。

③清热解毒。治疗热毒疮疡的仙方活命饮(《校注妇人良方》:白芷、贝母、防风、赤芍、当归、甘草、皂刺、穿山甲、天花粉、乳香、没药、金银花、陈皮),《伤寒杂病论》治疗热盛咽喉肿痛的"桔梗汤"(桔梗一两、甘草二两)等。

坚筋骨:肾为先天之本,肾主骨;肝主筋,肝肾不足则筋骨失养;脾旺则先天得以充养,故能"坚筋骨"。

金创尰:在古代,指除刀、枪、剑、戟等之外所致之肿痛。尰:即古字"肿"

久服轻身延年:甘草能健脾、补益心气。如炙甘草汤(《伤寒论》方,又名复脉汤:炙甘草四两,生姜三两,桂枝三两,去皮,人参二两,生地黄一斤,阿胶二两,麦门冬半升,麻仁半升,大枣三十枚)。治疗伤寒,脉结代,心动悸等。

注:炙甘草汤,气血阴阳并补,尤以益气养血滋阴之力为著。心脾肺肾四脏同调,补益心肺之功尤佳。补血之中寓有通脉之力,使气足血充,畅行于脉,则脉气接续,诸证自愈。

【处方用名】甘草——豆科 *Leguminosae.*

《药典》2015年版一部收载:"为豆科植物甘草 *Glycyrrhiza uralensis* Fisch.、胀果甘草 *Glycyrrhiza inflata* Bat. 或光果甘草 *Glycyrrhiza glabra* L. 的干燥根和根茎。"

【性味归经】性平,味甘。归心、肺、脾、胃经。

【功能主治】补脾益气,清热解毒,祛痰止咳,缓急止痛,调和诸药。用于脾胃虚弱,倦怠乏力,心悸气短,咳嗽痰多,腹脘、四肢挛急疼痛,痈肿疮毒,缓解药物毒性、烈性。

【药材鉴别要点】

根呈圆柱形,表面红棕色至灰棕色,表面具显著的纵皱纹和沟纹,可见皮孔及稀疏的细根痕。质坚实,断面略显纤维性,黄白色,粉性,形成层环明显,射线放射状,有的有裂隙。根茎呈圆柱形,表面有芽痕,断面中部有髓。气微,味甜而特殊。

【饮片鉴别要点】

饮片为横切厚片,直径 0.6~3.5cm,表面红棕色(蜜制后呈深黄色,有时可见焦斑),粗糙,切面黄白色,具明显的菊花纹,射线放射状,有的饮片可见裂隙,多纤维或显粉性。味甜。

 本草解读——生、炙甘草之异同

生甘草与蜜炙甘草,二者为甘草的不同炮制品,均有补脾益气、祛痰止咳、缓急止痛、调和诸药之效,但各有侧重。生甘草性偏凉,长于清热解毒,祛痰止咳,多适用于咳嗽痰多,咽喉肿痛,痈疽疮毒,药、食中毒等,蜜炙甘草性偏温,以补脾和胃见长,主治脾胃虚弱,倦怠乏力等。

《本草正》载言:"甘草,味甘气平,生凉炙温,可升可降,善于解毒。其味至甘,得中和之性,有强补之功。故毒药得之解其毒;刚药得之和其性;表药得之助其升;下药得之缓其速。助参芪成气虚之功,人所知也;助熟地疗阴虚之危,谁其晓焉。祛邪热,坚筋骨,健脾胃,长肌肉。随气药入气,随血药入血,无往不可,故称国老。"临床医师可做参考。

 本草解读——张仲景使用甘草

《伤寒杂病论》载方256首,有154首方中用甘草,占《伤寒杂病论》总方数的60%以上,而对甘草的临床应用原则均源于《本经》药理。在《本经》所载药物中,论及治疗"寒热"的有68味;有用以治疗"筋骨间寒热",有用以治疗"寒热积聚"等,唯有甘草"主五脏六腑寒热邪气"。可见甘草临床所用与他药有所不同。仲景所创建的桂枝汤、麻黄石甘汤、理中汤、四逆汤、甘草干姜汤、甘草汤,白虎汤等众多含甘草汤方,虽然作用各有不同,但方中甘草"除五脏六腑寒热邪气"

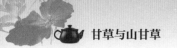

的作用是所有方剂之共同点。在现今常用方剂,如导赤散、银翘散等中,甘草的作用也应如是解读。故言:"甘草通达十二经。"

仲景治疗亡阳证之四逆汤(附子、干姜、炙甘草),治疗气虚或血气两虚证之四君子汤(人参、炙甘草、茯苓、白术)、理中汤(人参、干姜、炙甘草、白术)、八珍汤(当归、芍药、川芎、熟地黄、人参、茯苓、甘草、砂仁、生姜、大枣)、补中益气汤(黄芪、炙甘草、人参、白术、当归、陈皮、升麻、柴胡)、参苓白术散(莲子肉、薏苡仁、砂仁、桔梗、白扁豆、茯苓、人参、炒甘草、白术、山药)等均有甘草。其中炙甘草均指清炒甘草。

 临床医师与临床药师注意事项

◆ 甘草一药与化学药物抗结核药合用,可减轻链霉素对前庭神经的损害,对肺结核的治疗有较好疗效。

◆ 现代药理学研究证实,甘草具有激素样之作用,同时也具有激素样之不良反应,大剂量应用时能够引起水钠潴留。但中医在临床上常剂量在15g以下,一般情况下不会引起激素样不良反应,不必担心中医临床用药,正因为如此,所以前人在治疗阳虚水泛的真武汤(茯苓、芍药、白术、生姜、附子)时,为什么不用甘草原因之所在。

◆ 甘草剂量过大或长期服用可引起肝阳上亢、血压升高、浮肿等不良反应,临床应用中应注意。

◆ 本品不宜与海藻、京大戟、红大戟、甘遂、芫花同用。

◆《药典》对甘草饮片标准:横切厚片,片型直径0.5~3.5cm,临床药学人员必须注意饮片质量鉴定,以求保证临床医生用药质量。

☯ 山甘草 Shangancao

【文献】

本品为民间常用中草药,《广西中药志》收载,系茜草科植物玉叶金花属植物玉叶金花 *Mussaenda pubescens Ait, f.* 的茎叶。

【**处方用名**】山甘草——茜草科 *Rubiaceae.*

【**性味归经**】性凉，味甘、苦。归肺、脾、肾经。

【**功能主治**】清热解毒，利湿消肿，止痛。治疗风热感冒，中暑发热，咽喉肿痛，关节疼痛，肾炎水肿，小便湿涩；肺痈、痈疽疔疖等症。

【**饮片鉴别要点**】

饮片呈不规则的段，茎呈圆柱形，表面棕色至棕褐色，具细皱纹、点状皮孔及叶痕。叶皱缩破碎，冷水浸泡后展开，叶片卵状长圆形至卵状披针形，长 5~8cm，宽 2.3cm。先端渐尖，基部楔形，叶两面被短柔毛，有时可见成熟果实，肉质，近椭圆形，黑色。饮片茎枝坚硬，不宜折断，断面黄白色至淡黄绿色，髓部明显，白色。气微，味淡，微苦。

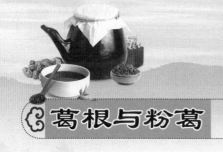

葛根与粉葛

异同解读

临床应用区别 葛根与粉葛，在古代文献中常混解、混用。但在临床实际应用中较严格，前人认为葛根长于升阳止泻、止痛，粉葛长于食疗和生津止渴。如梁·陶弘景在《本草经集注》中指出：粉葛（甘葛）入药不及葛根。陶氏云："……今之葛根（指粉葛）人皆蒸食之。当取入土深大者，破而日干之。生者捣取汁饮之，解温病发热……南康，庐陵间最胜，多肉而少筋，甘美，但为药用之，不及此间尔（指葛根）。"

宋·寇宗奭《本草衍义》中指出："葛根（粉葛）……冬月取生葛，以水中揉出粉，澄成垛，先煎汤使沸，后擘成块下汤中，良久，色如胶，其体甚韧，以蜜汤中拌食之……病酒及渴者，得之甚良。彼之人，又切入煮茶中以待宾，但甘而无益……"

所含葛根素解读 葛根素是公认的有效成分，即治病成分，且在同属植物其他各种葛根中，只有葛根和粉葛才含有葛根素，并作为鉴定葛根入药的重要指标。《药典》2015 年版法定：葛根含葛根素（$C_{21}H_{20}O_9$）不得少于 2.4%；粉葛含葛根素（$C_{21}H_{20}O_9$）不得少于 0.3%。葛根所含葛根素为粉葛的 8 倍，故临床疗效有显著差异。

☯ 葛根 Gegen

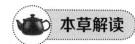 **本草解读**

葛根,为手太阴肺经、足阳明胃经之药。又由胃入肺,由肺入大肠,擅升散之长。亦递升而横溢,故升胃津以滋肺,散表邪而解肌,主消渴大热,开启腠理,治头痛、呕吐、解酒毒,为脾胃作渴之要药。张仲景治太阳明合病,有葛根汤(桂枝汤 + 葛根),有汗则不加麻黄,所以断邪,传入阳明也。此汤亦治痘症,于未见痘斑时用之。凡未传入阳明,不可用葛根,否则反引邪入阳明矣。

葛根(粉葛)淀粉食之,生津润肺,甚益人,然易具葛根升散之性,患者食葛粉,亦有不适者。

葛谷,即葛之果实,后世罕用之。

【文献】葛根始载于《本经》:"葛根,性甘平。主治消渴,身大热,呕吐,诸痹,起阴气,解诸毒。"

【处方用名】葛根——豆科 *Leguminosae*.

有文献定位蝶形花科 *Papilionaceae*.

《药典》2015 年版一部第 333 页收载:"葛根,豆科植物野葛 *Pueraria lobata*(Willd.)Ohwi 的干燥根。"

【性味归经】性凉,味甘、辛。归脾、胃经。

【功能主治】解肌退热,生津止渴,透疹,升阳止泻,通经活络,解酒毒。用于外感发热头痛,项背强痛,口渴,消渴,麻疹不透,热痢,泄泻,眩晕头痛,中风偏瘫,胸痹心痛,酒毒伤中等。

【饮片鉴别要点】

本品呈不规则的厚片、粗丝或边长 5~12mm 的方块。切面浅黄色至棕黄色,纹理不明显,质韧,纤维性强。横切面可见由纤维及导管形成的同心环层。气微,味淡。

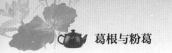 粉葛 Fenge

【文献】

明·兰茂《滇南本草》:葛根。别名粉葛、甘葛。兰茂云:"葛根(味甜者甘葛,味苦者苦葛),味甘,性微寒。入阳明经。治胃虚消渴、伤风、伤暑、伤寒、解表邪,发寒热往来,湿疟,解中酒热毒。小儿痘疹初出要药。"

清·刘善述《草本便方》:粉葛,又名粉葛壳。刘氏云:"粉葛壳甘平治痢,花祛肠风醒酒易,叶涂刀伤善止血,藤治喉痹煅服利。"

【处方用名】粉葛——豆科 Leguminosae.

《药典》2015 年版第 289 页收载:"粉葛,豆科植物甘葛藤 *Pueraria thomsonii Benth.* 的干燥根。"

【性味归经】性凉,味甘、辛。归脾、胃经。

【功能主治】解肌退热,生津止渴,透疹,升阳止泻,通经活络,解酒毒。用于外感发热头痛,项背强痛,口渴,消渴,麻疹不透,热痢,泄泻,眩晕头痛,中风偏瘫,胸痹心痛,酒毒伤中等。

【饮片鉴别要点】

饮片呈不规则的厚片或小方块。外表面黄白色至淡棕色,切面黄白色,纤维性较弱,有的呈棉毛状。横切片有时可见由纤维形成的浅棕色同心环纹,纵切面可见由纤维形成的数条纵纹。质坚硬而重,富含粉性(家种者较之野生者粉性更重)。气微,味微甜。

临床药师注意事项

◆ 葛根药性平和,风寒、风热均可应用。但临床医生处方用名,药房调配时,一定要按国家有关调配规范,坚持一药一名;处方用名和调配应付与实付要一致。

◆ 药剂科在制定购药计划（药品名称）和入库验收时，一定要注意药品名称、包装与实物一致，严格要求供货商家按医院计划供货，保证药品质量。

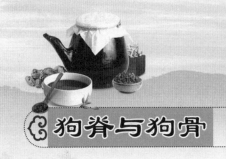

狗脊与狗骨

狗脊 Gouji

【文献】狗脊始载于《本经》："狗脊，味苦平。主腰背强，关机缓急，周痹，寒湿，膝痛。颇利老人。一名百枝。生川谷。"（孙本）

"狗脊，味苦平。主腰背强，关机缓急，周痹，寒湿膝痛。颇利老人。一名百枝。生川谷。"（曹本）

【本经释义】

腰背强：腰背强直疼痛。

关机缓急：关节拘急不适。

周痹：痹证之一。周身疼痛，活动受限。乃骨肉之间，真气不能周转运行，而出现俯仰屈伸不利。老年人肝肾两虚，故多见宜于老年病患者。

寒湿膝痛：寒邪、湿邪侵袭机体所致之膝关节疼痛。即湿邪闭阻，气血瘀滞其病因，肝肾亏虚。肾主骨，肝主筋，肝肾不足则筋骨失养，则症见筋骨痿软，腰膝酸痛，治法当以补肝益肾，强筋壮骨。上述病证发病原因有二：一是风湿闭阻，气血瘀滞。二是肝肾亏虚。

颇利老人：老年人多因肝肾不足，瘀血阻滞，风湿病痛并见。狗脊具有祛风除湿，补肝益肾，通痹止痛之功，故老年人多用。狗脊能平补肝肾，肝肾强健，则筋骨随之而强健，故《本经》云："主腰背强，关机缓急"等。

清·汪昂《本草备要》："狗脊，平补肝肾，苦坚肾，甘养血，能强汗。治失溺不节肾虚,脚弱腰痛,寒湿周痹。(《经》曰:内不在脏腑,而外未发于皮,独居分肉之间,真气不能周,命曰周痹。)除风虚,强机关,利俯仰。滋肾益肝,则骨健而筋强。"

【处方用名】狗脊——蚌壳蕨科 Dicksoniaceae.

《药典》2015 年版一部收载:"狗脊,为蚌壳蕨科植物金毛狗脊 *Cibotium barometz*(L.)J.Sm. 的干燥根茎。"

有黄毛如钩形,故曰金毛狗脊。去毛,切,酒拌蒸。熬膏良。

【性味归经】性温,味苦、甘。归肝、肾经。

【功能主治】祛风湿,补肝肾,强腰膝。用于风湿痹痛,腰膝酸软,下肢无力等。

【药材鉴别要点】

本品呈不规则的长块状,长 10~30cm,直径 2~10cm。表面深棕色,残留金黄色绒毛;上面有数个红棕色的木质叶柄,下面残存黑色细根。质坚硬,不易折断。无臭,味淡、微涩。

【饮片鉴别要点】

生狗脊片呈不规则长条形或圆形,长 5~20cm,直径 2~10cm,厚 1.5~5mm;切面浅棕色,较平滑,近边缘 1~4mm 处有 1 条棕黄色隆起的木质部环纹或条纹,边缘不整齐,偶有金黄色绒毛残留;质脆,易折断,断面有粉性。熟狗脊片呈黑棕色,质坚硬(砂烫狗脊片)。

🫖 本草解读——狗脊炮制品临证备要

◆ 狗脊饮片的炮制方法古今有别,且临床疗效有显著差异。传统中医认为熟狗脊片是指用黄酒拌匀润透后蒸制,其补肝益肾功效显著提高;而现代炮制方法改用砂烫法,目的是使其疏松,宜粉碎,易煎熬,亦称熟狗脊片,但其临床疗效远不如用酒拌蒸制后使用。

◆ 蒸制后的狗脊片称"制狗脊",苦燥之性降减。生品狗脊,虽能祛风除湿,但对老年患者不宜选用,即肝肾亏虚者不宜选用。

◆ 制狗脊对"骨痹"（股骨头坏死）疗效尤为突出,用量宜30~50g为宜。

◆ 制狗脊在妇科病中的应用。《本草正义》载:"狗脊,能温养肝肾,通调百脉,强腰膝,坚脊骨,利关节,疗治女子经带淋露,功效甚宏,诚虚弱衰老恒用之品。且温而不燥,走而不泄,尤为有利无弊,颇有温和中正气象,而人多忽之,不以为重,殊可惜也。"

本草解读——狗脊、杜仲、巴戟天功效异同

狗脊、杜仲、巴戟天均有补肝肾,强筋骨,祛风除湿之功。然狗脊补肝益肾,强筋壮骨之效不如杜仲,但杜仲补肝益肾作用较强,且能安胎;除风寒湿痹狗脊功同巴戟,然巴戟质润不燥,补肾壮阳效佳,其温散风湿不如狗脊,肾虚阳痿,腰困神疲者常用巴戟。狗脊常用于肝肾不足,腰脊酸痛而兼有风湿者,老年人尤宜。

临床药师注意事项

◆ 临床药师要注意狗脊的"临方炮制"工作的发展与临床意义研究。

☯ 狗骨 Gougu

狗骨,一为犬科动物 *Canis famifiaris* Linnaens. 的骨骼;二为来源于冬青叶植物枸骨 *Ilex cornuta* Lindl.ex Paxt.

狗骨——犬科 *Canidae.*

【文献】狗骨始载于梁·陶弘景《名医别录》:"头骨,主金疮止血。四脚蹄,煮饮之,下乳汁。狗骨灰,主下痢,生肌,敷马疮。"

《本经·兽部中品》载:"狗阴茎,味咸平。主治伤中,阳痿不起,令强热大生子,除女子带下十二疾。胆,明目。一名狗精。生平泽。"

《四川中药志》1960 年版："狗骨,主风湿关节痛,冷骨风骨,腰膝无力及四肢麻木"等。

【处方用名】 狗骨——犬科。

【性味归经】 性温,味甘、咸。

【功能主治】 补肾壮骨,祛风止痛,止血止痢,敛疮生肌。主治风湿性关节疼痛,腰腿无力,四肢麻木,崩漏带下,久痢不止,外伤出血,冻疮等。

【用法用量】 久服浸酒或烧存性研末吞服。外用,煅黄,研末调敷患处。

枸骨——冬青科 *Aquifoliaceae.* 植物

【文献】 枸骨叶始载于唐·陈藏器《本草拾遗》;果实名狗骨子,始载于清·张璐《本草逢源》;根名狗骨根,始载于《广西中药志》。

唐·陈藏器《本草拾遗》载:"枸骨。按枸骨树如杜仲,皮堪浸酒,补腰脚令健,枝叶烧灰淋取汁,涂白癜风,亦可作调煎傅之。木肌白似骨,故云枸骨。《诗义疏》云:木杞其树似栗,一名枸骨,理白滑。其子为木虻子,可合药。木虻在叶中,卷叶如子,羽化为虻,非木子。"

狗骨叶为传统中医常用中药。不少省区将其作"十大功劳"应用。20 世纪 50—80 年代,很多省区将其作为"苦丁茶"使用。

【性味归经】 性平,偏凉。味苦。归心、肝经。

【功能主治】 补肝肾,养气血,清热解毒,祛风胜湿。治疗肺痨咳嗽,劳伤失血,腰膝痿弱,风湿痹痛,跌打损伤等。

【药材(饮片)鉴别要点】

干燥叶呈长椭圆状直方形,长 2~7cm,宽 1~3cm,革质,卷曲,先端具 3 个硬刺,基部有两个硬刺,有的叶中间左右各具 1 刺,叶面黄绿色,有光泽,具皱纹,主脉凹陷,叶背面灰黄色或暗灰色,叶缘具有延续的脊线状突起,叶柄短而且不明显。气微,味苦。

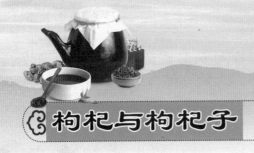

枸杞与枸杞子

异同讲解

枸杞与枸杞子是同基原，不同入药部位的两种药。

《本经》所载枸杞，应是全株入药，非单独所言枸杞子，所用品种为"中国枸杞"*Lycium chinense* Mill.，不是现今宁夏枸杞 *Lyciun barbarum* L.。

☯ 枸杞 Gouqi

本草解读

《本经》所载枸杞，是指枸杞全株入药，并未专指其果实。其效用包括现今地骨皮在内。宋·苏颂《图经本草》载云："今处处有之，春生苗，叶如石榴而软薄，堪食，俗呼为甜菜，其茎高三五尺，作丛，六月、七月小红紫花，随便结红实，形微长如枣核，根名地骨。春夏采叶，秋采茎实，冬采根。"很明显，其入药部位为枸杞全株。所用品种非今《药典》收载品种，应是茄科植物枸杞 *Lycium chinense* Mill.。

苏颂引《淮南枕中记》载："西河女子服枸杞法：正月上寅时采根……三月上长采茎……五月上午采叶……七月上申采花……九月上戊采子……又有并花、实根、茎、叶作煎，及单枵子汁作膏服之，其功并等。"宋·唐慎微《重修政和经史证类备用本草》:"枸杞,味苦寒。根大寒,子微寒,无毒。主五内邪气,热中,消渴,周痹,风湿,下胸胁气,客热,头痛。补内伤,大劳嘘吸,坚筋骨,强阴,利大小肠。久服坚筋骨,轻身不老,耐寒暑。"也是指全株入药,并未单独论述枸杞子功效。

《本草衍义》是宋代重要中药临床药学专著。寇宗奭说:"枸杞,当用梗皮,地骨当用根皮,枸杞子当用其红实,是一物有三用。其皮寒,根大寒,子微寒,亦三等。此正是孟子所谓'性由杞柳'之杞。后人徒劳分别……今人多用其子,直为补肾药,是曾未考究《经意》,当更量其虚实冷热用之。"由此可知,宋以前枸杞之名是泛指枸杞全株。枸杞子单独入药,最早起始于宋代时期,且必须写明"枸杞子"。所用品种应为今之枸杞 *Lyeium chinense* Mill. 非现今使用之宁夏枸杞 *Lyeium barbarum* L.

《本草纲目》李时珍言:"今考《本经》止云枸杞,不指是根、茎、叶、子。《别录》乃增根大寒、子微寒字,似以枸杞为苗。而甄氏《药性论》乃云枸杞甘、平,子、叶皆同,似以枸杞为根;寇氏《衍义》又以枸杞为梗皮,皆是臆说。按:陶弘景言枸杞根、实为服食家用。西河女子服枸杞法,根、茎、叶、花、实俱采用。则《本经》所列气味主治,盖通根、苗、花、实而言,初无分别也。后世以枸杞子为滋补药,地骨皮为退热药,始歧而二之。"

李时珍认为:"但根、苗、子之气味稍殊,而主治亦未必无别。"但导分开入药,但同时又推崇前人用药经验:"枸杞,地骨甘寒平补,使精气充而邪火自退之妙,惜哉。"若单独使用其果实,必须写明"枸杞子"。

【文献】

《本经》载:"枸杞,味苦寒,主五内邪气,热中,消渴,周痹。久服,坚筋骨,轻身不老。一名杞根,一名地骨,一名枸忌,一名地辅。生平泽。"

枸杞子 Gouqizi

【处方用名】枸杞子——茄科 *Solanaceae.*

《药典》2015 年版一部收载:"枸杞子,为茄科植物宁夏枸杞 *Lycium barbarum* L. 的干燥成熟果实。"

【性味归经】性平,味甘。归肝、肾经。

【功能主治】滋补肝肾,益精明目。用于虚劳精亏,腰膝酸痛,眩晕耳鸣,阳痿遗精,内热消渴,血虚萎黄,目昏不明。

【药材(饮片)鉴别要点】

本品呈类纺锤形或椭圆形,长 6~20mm,直径 3~10mm。表面红色或暗红色,顶端有小凸起状的花柱痕,基部有类白色的果梗痕。果皮柔韧,皱缩;横切面类圆形,果肉肉质,柔润。中间有横隔分成 2 室,种子 20~30 余粒,单粒种子类肾形,扁而翘,长 1.5~1.9mm,宽 1~1.7mm,表面浅黄色或棕黄色。有细微凹点,凹侧有明显的种脐。气微,味微甜。

临床药师与临床医师注意事项

◆ 枸杞与枸杞子是同基原,不同入药部位的两种药,注意处方用名和调配应付与实付问题。

◆ 注意《药典》收载"地骨皮"的基原品种和鉴别要点;古代所用枸杞和地骨皮是指茄科植物枸杞 *Lycium chinense* Mill. 并非宁夏枸杞 *Lycium barbarum* L.

◆ 目前市场上流通使用枸杞,有枸杞 *Lycium chinense* Mill. 新疆枸杞 *Lycium dasystemum* Pojark. 和大枸杞(北方枸杞)*Lycium potaninii* Pojark。

◆《本经》所载枸杞,为枸杞的根、叶、果实。非现今只指枸杞果实。

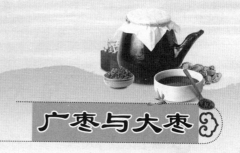

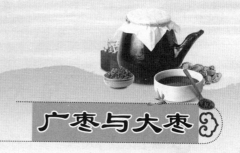广枣与大枣

广枣 Guangzao

【文献】广枣，又名南酸枣，始载于《常用中草药手册》："南酸枣，鲜果，可消食滞，治腹痛。果核，清热解毒，杀虫收敛，治烫火伤。"《浙江民间常用草药》载："南酸枣，为漆树科植物南酸枣 *Choerospondias axillaris*（Roxb.）Burtt et Hill 的干燥成熟果实。"本品为蒙古族习用药材，习称广枣。

【处方用名】广枣——漆树科 *Anacardiceae.*

《药典》2015 年版一部，第 43 页收载："广枣，为漆树科植物南酸枣 *Choerospondias axillaris*（Roxb.）Burtt et Hill 的干燥成熟果实。"

【性味归经】性平，味甘、酸。

【功能主治】行气活血，养心，安神。用于气滞血瘀，胸痹作痛，心悸气短，心神不安等。

【饮片鉴别要点】

广枣呈椭圆形或近卵形，长 1.5~3cm，直径 1~2cm。表面黑褐色或棕褐色，稍有光泽，具不规则的皱褶，基部有果梗痕。果肉薄，棕褐色，质硬而脆。核近卵形，黄棕色，顶端有 5（偶有 4 或 6）个明显的小孔，每孔内各含种子 1 枚。气微，味酸、涩。鲜品浅黄棕色，味极酸，故又名酸鼻子。

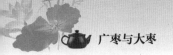

大枣 Dazao

【文献】大枣,始载于《本经》,列为上品:"大枣,味甘,平。主治心腹邪气,安中,养脾,助十二经。平胃气,通九窍,补少气少津,身中不足,大惊,四肢重,和百药。久服轻身长季。"

【处方用名】大枣——鼠李科 Rhamnaceae.

《药典》2015 年版一部,第 22 页收载:"大枣,为鼠李科植物枣 Ziziphus jujuba Mill. 的干燥成熟果实。"

【性味归经】性温,味甘。归脾、胃、心经。

【功能主治】补中益气,养血安神。用于脾虚食少,乏力便溏,妇人脏躁等。

【饮片鉴别要点】

饮片呈椭圆形或球形,长 2~3.5cm,直径 1.5~2.5cm。表面暗红色,略带光泽,有不规则皱纹。基部凹陷,有短果梗。外果皮薄,中果皮棕黄色或淡褐色,肉质,柔软,富糖性而油润。果核纺锤形,两端锐尖,质坚硬。气微香,味甜。

本草解读——性味功效

大枣能补脾胃,润心肺,调营卫,和百药。能通达十二经与甘草同功。炙甘草与大枣同用,可补心气,振心阳,用于脉结代,心动悸,脏躁等。如仲景之炙甘草汤。

黄元御云:大枣补太阴(手太阴肺、足太阴脾)之精,化阳明(手阳明大肠、足阳明胃)之气,生津润肺而除燥,养血滋肝而息风,疗脾胃衰损,调经脉虚芤。其味浓而质厚,则长于补血,而短于补气。人参之补土,补气以生血也;大枣之补土,补血以化气也,是以偏补脾精而养肝血。凡内伤肝脾之病,土虚木燥,风动血耗者,非此不可。

临床医师与临床药师注意事项

◆ 注意研究医药文献中大枣剂量换算与临床效果的关系,了解和熟悉张仲景籍贯与使用大枣剂量的奥秘。

◆ 大枣与甘草均能益气和中,通达人体十二经,并同为调和药性之常用药,然大枣除调和药物之烈性外(如十枣汤),还可配伍生姜调脾胃、和营卫,并能补脾胃之阴,养血而宁神。甘草除能调和百药,解百药之毒外,尚能清热解毒,润肺止咳,缓急止痛;炙甘草若与大枣配伍,更可补心气,振心阳,用于脉结代,心动悸,脏躁等证。甘草,糖尿病患者慎用;肾病综合征患者亦应慎用。

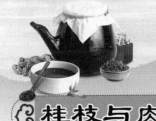

桂枝与肉桂

异同讲解

桂枝与肉桂均为中医常用中药,桂枝一药与肉桂均始载于《本经》,桂枝一名则始载于《伤寒论》,桂枝嫩枝条入药则始于明末清初。古往今来,历史文献和现代教科书特别是"经方"对该药的认识颇有争议,影响中医临床疗效。

 本草解读——桂枝与肉桂关系溯源

《本经》(孙本)在"牡桂"注释中云:"今人呼桂皮厚者,为木桂,及单名桂者,是也。一名肉桂,一名桂枝,一名桂心。"明确指出:桂枝即肉桂。

桂枝在《伤寒论》汤方中均注明"去皮"二字,即去掉肉桂"木栓层"非入药用部位,不是去掉现今"桂枝"的皮。**这里要注意,桂枝嫩枝条无木栓层,只有干皮才有木栓层。**

据谢宗万教授生前考证:唐代以前,肉桂、桂枝为同一药物,仅在用量上有差异;宋代至清代,肉桂为树枝或小树干皮的皮,嫩枝皮为桂枝,再嫩者为柳桂,即张仲景汤方中所用"桂枝";现代所用桂枝为肉桂树的嫩枝条,而肉桂则为干皮和枝皮。

正如张志聪所言:"《本经》有牡桂、菌桂之别……上体枝干质薄,则为牡桂。牡,阳也。枝干治阳本乎上者,亲上也。下体根荄质厚,则为菌桂。菌,根也。根荄治阴本乎下者,亲下也。仲祖《伤寒论》有桂枝加桂汤,是牡桂、菌桂并用也。又云:桂枝去皮,去皮者,只取梢尖嫩枝,外皮内骨皆去之不用。是枝与干又各有别也。今以枝为桂枝;干为桂皮,为官桂,即《本经》之牡桂也。根为肉桂,去粗皮为桂心,即《本经》之菌桂也。"

然而,新中国成立后一些医药文献记载却背离了《本经》和《伤寒论》本意,误导后学者用药。如《中药大辞典》:"桂枝,出《新修本草》,为樟科植物桂 Cinnamomum cassia Presl 的干燥嫩枝。辛、甘、温。入肺、心、膀胱经。发汗解肌,温经通阳。治风寒感冒,风湿痹痛,通经,闭经,痰饮,咳喘,小便不利等。""肉桂,出《新修本草》,又名牡桂、玉桂、官桂。为樟科植物肉桂桂 Cinnamomum cassia Presl 的树皮。辛、甘、大热。入肾、脾、肝经。补肾阳,暖脾胃,除积冷,通脉,止痛。①治肾阳不足,阳痿,尿频,腰膝冷痛,低血压。②治脾阳不振,胃腹冷痛,食少溏泄。③治妇女冲任虚寒,痛经,癥瘕。④治阴疽色白,漫肿不溃或久溃不敛。"

张廷模《临床中药学》:"桂枝,《神农本草经》,为樟科植物肉桂 Cinnamomum cassia Presl 的嫩枝⋯⋯ 主要性能:辛、甘、温。归肺、肾、心、脾经。功效:发汗解表,温经通脉,温助阳气。应用:①风寒表证⋯⋯如《伤寒论》麻黄汤⋯⋯桂枝汤。②寒凝血滞诸痛证及风湿痹症。③阳虚证。""肉桂,《神农本草经》,为樟科植物肉桂 Cinnamomum cassia Presl 的树皮⋯⋯ 主要性能:辛、甘、大热。归肾、脾、心、肝经。功效:补火助阳,散寒止痛,温经通脉。应用:①阳虚证。②寒凝疼痛证。③寒凝血瘀证。"

颜正华《中药学》:"桂枝,始载于《新修本草》为樟科植物肉桂 Cinnamomum cassia Presl 的干燥嫩枝。药性:辛、甘、温。归心、肺、膀胱经。功效:发汗解肌,温通经脉,助阳化气,平冲降逆。""肉桂,始载于《神农本草经》为樟科植物肉桂 Cinnamomum cassia Presl 的干燥树皮或枝皮。药性:辛、甘、热。归脾、肾、心、肝经。功效:补火助阳,散寒止痛,温经通脉。"

颜正华《中药学讲稿》:"肉桂,《别录》,为樟科植物常绿乔木肉桂 *Cinnamomum cassia* Presl 的树皮⋯⋯性能概要:味辛、甘,性大热。归肝、肾经。"

宋永刚教授则认为:其发汗作用肉桂强于桂枝。(宋永刚.《神农本草经》解读.北京:中国中医药出版社,2012:4-6)

尚志均教授认为:《本经》中"牡桂"条,作"桂枝"解。(尚志均.中医八大经典全注.北京:华夏出版社,1994:174)

曹元宇教授则认为:《本经》"菌桂"条作"桂枝"解。(曹元宇.本草经.上海:上海科学技术出版社,1987:218)

总之,《本经》"菌桂"和"牡桂"均是樟科植物桂的树皮和枝皮无疑。《伤寒论》汤方中之"桂枝"只能是肉桂之"枝皮"。 详细情况可参阅《神农本草经药物古今临床应用解读》。

【文献】《本经》(孙本):"菌桂,味辛,温。主百病,养精神,和颜色,为诸药先聘通使。久服,轻身、不老,面生光华,媚好常如童子。""牡桂,味辛,温,主治上气咳逆,结气,喉痹吐吸。利关节,补中益气。久服通神、轻身、不老。"

☯ 桂枝 Guizhi

【处方用名】桂枝——樟科 *Lauraceae.*

《药典》2015 年版一部收载:"桂枝,为樟科植物肉桂 *Cinnamomum cassia* Presl 的干燥嫩枝。"

【性味归经】辛、甘、温。归心、肺、膀胱经。

【功能主治】发汗解肌,温通经脉,助阳化气,平冲降气。用于风寒感冒,脘腹冷痛,血寒经闭,关节痹痛,痰饮,水肿,心悸,奔豚。

肉桂 Rougui

【处方用名】桂枝、肉桂——樟科 *Lauraceae.*

肉桂，为樟科植物肉桂 *Cinnamomum cassia* Presl 的干燥树皮。

【性味归经】辛、甘、大热。归肾、脾、心、肝经。

【功能主治】补火助阳，引火归原，散寒止痛，温通经脉。用于阳痿宫冷，腰膝冷痛，肾虚作喘，虚阳上浮，眩晕目赤，心腹冷痛，虚寒吐泻，寒疝腹痛，痛经经闭。

【药材鉴别要点】

桂枝　呈长圆柱形，多分枝。表面红棕色至棕色，有纵棱线、细皱纹及小疙瘩状的叶痕、枝痕、芽痕，皮孔点状。质硬而脆，易折断。切片厚 2~4mm，断面皮部红棕色，木部黄白色至浅黄棕色，髓部略呈方形。有特异香气，味甜、微辛，皮部味较浓。

肉桂　呈槽状或卷筒状，厚 0.2~0.8cm。外表面灰棕色，稍粗糙，有不规则的细皱纹及横向突起的皮孔，有的可见灰白色的斑纹；内表面红棕色，略平坦，有细纵纹，划之显油痕。质硬而脆，易折断，断面不平坦，外层棕色而较粗糙，内层红棕色而油润，两层间有 1 条黄棕色的线纹。气香浓烈，味甜、辣。

【饮片鉴别要点】

桂枝　饮片呈类圆形或椭圆形厚片或不规则的段。表面红棕色至棕色，有时可见点状皮孔或纵棱线。切面皮部红棕色，木部黄白色至浅黄棕色，髓部类圆形或略呈方形，有特异香气，味甜，微辛。

肉桂　饮片呈宽丝状或不规则的碎块状，外皮灰棕色，可见不规则的细皱纹和灰白色的斑纹及横向突起的皮孔。内表面红棕色，硬物划之显油痕。断面两层间有一条黄棕色线纹。气特异浓香，味辛辣而微甜，嚼之化渣或渣少者为佳。

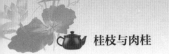
【中药经验鉴别专用术语】

1. 企边桂：指进口桂皮，为十年以上肉桂的干皮，剥去鲜皮后，两端斜削，夹在木制的凹凸板槽中，压制成两侧略内卷的浅槽状。

2. 玉桂：又称"南玉桂""清代玉桂"。主产于越南清代而得名。为肉桂之变种 *Cinnamomum cassia* Presl.var.macrophyllum Chu. 的树皮，传统认为质量最好，嚼之化渣，其炮制特征同肉桂。

3. 官桂：系指上乘桂皮，为贡品。古时"官人"所用之品，不是指现时的官桂。现在商品中的官桂不能入药，只能作为一般香料或外用品。

 临床医师与临床药师注意事项

◆ 注意"桂枝"一名的出现与"桂枝"一药的实际临床使用年代。

◆ 注意研读《伤寒杂病论》中含桂枝汤方中的桂枝脚注意义。

◆ 学习和掌握桂枝古今入药部位对研究《伤寒杂病论》汤方意义。

◆ 注意学习古代汤方药物性效记载的延续对后世的移植与承袭意义。

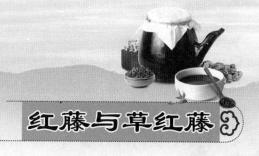

红藤与草红藤

红藤 Hongteng

《药典》2000年前各版本（包括全国统编教材）均以红藤之名收载。为了区别各地所使用之草红藤之名相混淆，《药典》2005年版（包括全国统编教材）开始更名为大血藤。

【文献】本草文献始载于明·李时珍《本草纲目》："红藤，又名赤藤。性平，味苦，无毒。生南地深山。皮赤，大如指，堪缚物，片片自解也。赤藤，善杀虫，利小便。"

【处方用名】红藤——木通科 *Lardizabalaceae.*

《药典》2015年版第19页收载："大血藤，为木通科植物大血藤 *Sargentodoxa cuneata*（Oliv.）Rehd.et Wils. 的干燥藤茎。"

【性味归经】性平，味苦。归大肠、肝经。

【功能主治】清热解毒，活血，祛风止痛。用于肠痈腹痛，热毒疮疡，经闭，痛经，跌打损伤，风湿痹痛等。

【饮片鉴别要点】

饮片为横切或斜切厚片（2~4mm）。外皮灰棕色，粗糙。切面皮部红棕色，有数处向内嵌入木部。木部黄白色，有多数导管孔。射线呈放射状排列（呈古代战车车轮状）。气微，味微涩。

草红藤 Caohongteng

【文献】本品为四川、云南、贵州等省区民间中草药，《四川省中药材标准》1987 年版收载。《四川省中药材标准》2010 年版,第 465 页收载:"草红藤,为豆科植物有毛宿苞豆 *Shuteria pampaniniana* Hand.-Mazz. 的干燥全草。"

【**处方用名**】草红藤——豆科 *Leguminosae*.

【**性味归经**】性寒,味苦。归肺经。

【**功能主治**】清热解毒。用于肠痈,乳痈,疔疮肿毒,肺痿咳 嗽等。

【**饮片鉴别要点**】

饮片呈不规则的段,茎纤细,圆柱形,弯曲,多节,节上有分枝,质 脆,易折断,断面黄色或黄白色。茎表面紫褐色至紫红色。具明显的 纵纹和灰白色柔毛。三出复叶,具柔毛,多破碎,全叶水浸展开呈椭 圆形至卵圆形,先端钝圆,顶端有小凸头,叶全缘,薄质,易碎。花少 见,荚果扁平,偶见种子,矩圆形,暗绿色,具光泽,有黑斑。气微,味 苦,涩。

 临床药师注意事项

◆ 临床医生处方书写红藤,药房调配给付品一定要给付大血 藤,不能付草红藤。

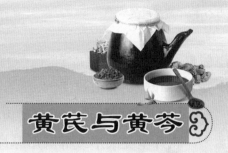

黄芪与黄芩

黄芪 Huangqi

【文献】黄芪（即黄耆）始载于《本经》："黄耆，味甘，微温。主治痈疽，久败疮，排脓止痛，大风癞疾，五痔鼠瘘，补虚，小儿百病。一名戴糁。生山谷。"

【本经释义】

五痔：经文言五痣是指牡痔、牝痔、脉痔、肠痔、血痔。其证候详述如下：

牡痔——肛边生鼠乳出在外，时时出脓血。

牝痔——肛边肿生疮而出血。

脉痔——肛边生疮，痒痒而出血。

肠痔——肛边肿核痛，发寒热而出血。

血痔——因便而清血随出。

【处方用名】黄芪——豆科 Leguminosae.

《药典》2015 年版一部第 302 页收载："黄芪，为豆科植物为豆科植物蒙古黄芪 Astragalus membranaceus（Fisch.）Bge.var.mongholicus（Bge.）Hsiao 或膜荚黄芪 Astragalus membranaceus（Fisch.）Bge. 的干燥根。"

【性味归经】性微温，味甘。归肺、脾经。

【功能主治】补气升阳，固表止汗，利水消肿，生津养血，行滞通痹，托毒排脓，敛疮生肌。用于气虚乏力，食少便溏，中气下陷，久泻

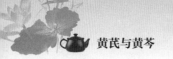

脱肛,便血崩漏,表虚自汗,气虚水利,内热消渴,血虚萎黄,半身不遂,痹痛麻木,痈疽难溃,久溃不敛等。

【饮片鉴别要点——皮紧肉松,金盏银盘,菊花纹】

饮片呈类圆形或椭圆形厚片,外表皮黄白色至淡棕褐色,可见皱纹或纵沟。皮部疏松,木部较为结实。即"皮松肉紧"。切面(饮片)皮部黄白色,木部淡黄色,似金玉相映,俗称"金盏银盘",可见放射状纹理及裂隙,似显"菊花纹"。有的饮片中心偶见有枯朽状,黑褐色或呈空调状。气微,味微甜。嚼之有豆腥味。

附:川产黄芪

川黄芪始载于梁·陶弘景《名医别录》:"黄耆生蜀郡山谷,白水(今四川松潘县境内),汉中(今陕西南部)。"又云:"黄芪,第一陇西(甘肃境内),洮阳(今甘肃临潭县),次用黑水(今四川省松潘县境内黑水),岩昌(今四川省松潘县境内)。"从以上记载可以肯定,早在南北朝时期,四川松潘就已经是黄芪的主要产区。在很多医药文献中都记载有,四川道地药材黄芪。

【饮片鉴别要点】

川黄芪饮片片形同黄芪饮片。外表皮颜色较黄芪深,呈淡棕色至灰棕色,具明显的横向突起皮孔。外皮和木心易脱落。横切片皮部乳白色,木部棕黄色。打碎后嗅之有豆腥味。味淡。

本草解读——形味性效解功用

耆,《说文·老部》:"耆,老也。"《释名·释长幼》:"六十曰老。"耆,一指六十岁以上的老年人,二指黄耆生长多年的根。黄耆,今通作黄蓍、黄芪。

黄耆,入手太阴肺、足太阴脾、手少阳三焦、足少阳胆经。补元气,壮脾胃,温三焦,解肌热;又有疮痛要药。王好古云:"黄芪实卫气,是表药;益脾胃,是中州药;治伤寒尺脉不至,补肾元,是里药。"朱震亨云："黄芪大补阴虚自汗,若表虚有邪,发汗不出者,服此又能自汗。"陈念祖云："细玩经文,具主表证而言,如六黄汤,寒以除热,热除则汗止;芪附汤,温以回阳,阳回则汗止;玉屏散之散以驱风,风平而汗止;诸方皆藉黄芪走表之功,领诸药速达于表而止汗;非黄芪自能止汗也。"

黄元御云："黄芪得白术补气,得当归(名当归补血汤)补血活血,为失血救急之要剂;得滑石、白糖,治下利完谷极效;得人参、甘草、生姜为保元汤,治痘症不起……"

张志聪云："癫疾、五痔鼠瘘,乃邪在经脉而证见于肌肉皮肤,黄芪内资经脉,外资肌肉,是以三证咸宜。"又曰："补虚者,乃补正气之虚,而经脉调和。肌肉充足也。"

曹元宇云："《经》云小儿百病,此指因虚之疾病,非一切病也,百病皆起于虚,黄芪补虚,故汎云治百病,然亦不但小儿也。黄芪力薄,每剂须数两始有效。前述之当归补血汤,其量为当归之五倍,然因当归力大,仍以之为君,以名汤耳。旧说种种,多昧于药力之大小而曲予解释,窃以为不可取也。王清任用生黄芪之方极有效,兹录于此:生芪四两,甘草八钱,治老人溺尿,茎中痛如刀割;生芪四两,防风一钱,治脱肛;生芪三两,加赤芍,防风各一钱,治虚弱及诸疮诸病……旧云:黄芪畏防风,而东垣云:'黄芪得防风,其功益大',乃相畏而更以相使也。仲景治伤寒,不用黄芪,《金匮》中,则有用黄芪之方,如防己黄芪汤、桂枝加黄芪汤等是也。"

☯ 黄芩 Huangqin

【文献】黄芩始载于《本经》："黄芩,味苦,平。主治诸热黄疸,肠澼泄利,逐水,下血闭,恶疮疽蚀,火疡。一名腐肠。生川谷。"

【处方用名】黄芩——唇形科 *Labiatae.*

《药典》2015年版一部第301页收载："黄芩,为唇形科植物黄芩*Scutellaria baicalensis* Georgi 的干燥根。"

【性味归经】性寒,味苦。归肺、胆、脾、大肠、小肠经。

【功能主治】清热燥湿,泻火解毒,止血,安胎。用于湿温,暑湿,胸闷呕恶,湿热痞满,泻痢,黄疸,肺热咳嗽,高热烦渴,血热吐衄,痈肿疮毒,胎动不安等。

【饮片鉴别要点】

黄芩饮片呈类圆形或不规则形状薄片。外表面黄棕色或深黄色至棕褐色,有的厚片可见稀疏的疣状根痕。切面黄色至黄棕色或黄绿色(已水解饮片),中心红棕色,具放射状纹理。黄芩老根或多年生黄芩饮片中间呈枯朽状,或已成空条者,称之为"枯芩"。黄芩的新根(又称子根)饮片,内外鲜黄色,习称"子芩"或"条芩"。味苦。

 本草解读——形味性效解功用

黄芩,手太阴(肺)、手少阴(心)、手少阳(三焦)、足少阳(胆)、手阳明(大肠)、足阳明(胃)经药。清心火,泻肺热,治上焦热,皮肤热及表里一切热,故经文言:主诸热黄疸,肠澼泄利。

肠澼泄利,此等病黄连亦治之,唯黄连兼治腹痛,而黄芩不能耳。黄芩利胸中气,消膈上痰。凡气分之热,以少阳为多,故气热之方常加黄芩。肺热咳嗽多痰及喉中腥臭,黄芩亦必用之药。仲景治伤寒心中痞满之"泻心汤"四方(附子泻心汤、生姜泻心汤、甘草泻心汤、半夏泻心汤、黄芩半夏泻心汤)方中皆用黄芩,以其主诸热而利小肠也。

黄芩又为妇人疾病之药,产后、养阴退阳及安胎用之。朱丹溪云:"黄芩、白术为安胎之圣药。"尤怡云:"去其湿热,而胎自安耳。"

又太阳少阳合病下利,有黄芩汤;太阳病,下之利不止,有葛根黄芩黄连汤。治少阳病要方小柴胡汤中亦有黄芩,皆以其黄芩之苦以发传邪之热,使寒能胜湿也。

黄芩常与黄连等合用,如二黄汤(黄芩、黄连、甘草)、三黄汤(黄芩、黄连、大黄)、黄连解毒汤(黄芩、黄连、栀子、黄柏),均治热盛,大便燥结,发生疮毒等病之剂。单用黄芩之方亦不少。如《千金翼方》治淋;《梅师》治火丹;东垣治肺热,身如火燎等。黄芩清血中实热,其因热失血或妇人经断因血热而来者,多用之。唯性苦寒,过服损害,又血虚寒者,亦禁忌之。

黄芩因饮片种类不同而用之有微异:枯芩主泻肺火;条芩主泻大肠火、补膀胱水;单称黄芩者,皆指条芩也。

 临床药师注意事项

◆ 黄芪第一主要功效,生黄芪、炙黄芪和蜜炙黄芪临床作用。

◆ 黄芪与川产黄芪主要鉴别要点。

◆ 黄芩的临床功效与归经特点。

◆ 黄芩饮片的别称与临床性效关系。

藿香与广藿香

异同讲解

元、明时期，广藿香和藿香（土藿香）在临床中皆被使用，藿香自明朝起使用至今。如明《本草乘雅半偈》记载甚为详细："叶似荏苏，边有锯齿。七月擢（zhuo，音着）穗，作花似蓼，房似假苏，子似茺蔚。五六月末擢穗时，采茎叶曝干。可作衣中，用充香草。"很明显，卢氏将古代之藿香与国内广为栽培的藿香相提并论。但从"七月擢穗"，明确了两种藿香的不同之处：广藿香花期在1—2月，藿香花期在7—8月。从另一方面佐证了藿香已广泛进入中医临床使用。

藿香 Huoxiang

【处方用名】藿香——唇形科 *Labiatae*.

藿香为唇形科 *Labiatae*. 藿香属 *Agastache*. 植物藿香 *Agastache rugosa*（Fisch.et Mey.）O.Ktze 的带叶地上部分。以枝叶色绿，叶多、香气浓者为佳。全国各地均有分布。

【性味归经】性微温，味辛。归肺、脾胃经。

【功能主治】祛暑解表，芳香化湿，和中止呕。用于夏令感冒，寒热头痛，胸脘痞闷，呕吐泄泻，妊娠呕吐，鼻渊头痛，手足癣等。

【饮片鉴别要点】

饮片呈不规则的段,茎、叶、花序混合。茎呈方形,外表面灰褐色至灰黄色,有时可见带红棕色,密被柔毛,饮片切面髓部白色。叶皱缩、破碎,灰绿色至灰褐色。全叶冷水浸后展平,叶片呈椭圆状卵形至卵形,先端锐尖或短渐尖,基部圆形或略带心形,边缘具不整齐的钝锯齿,齿圆形。叶两面均被灰白色绒毛。具特异香气。味微苦。

 本草解读——藿香临床应用溯源

以"藿香"之名入药,在宋以后的医药文献中均有记载。在《滇南本草》中记载:"土藿香,本品为唇形科(*Labiatae*)植物 *Agastache rugosa*(Fisch.et Mey.)O.Ktze.。别名:藿香。"(明·兰茂.滇南本草·第二卷.昆明:云南人民出版社,1977:353)即为本品。《植物名实图考》(清·吴其濬.植物名实图考校释.张瑞贤,等校.北京:中医古籍出版社,2008:469)收载的藿香即为本品。《药典》1977年版收载,处方用名"藿香"。江苏等省区称"大藿香",四川等省称之为"川藿香"。

藿香,具有清暑辟秽、醒脾之效的优势,故夏令伤暑、外感风寒、风热、急性胃肠炎之常用药。新中国成立前后北京名医均善用此种藿香。经考证,在叶桂的《外感湿热篇》《三时伏气外感篇》,陈平伯之《外感温病篇》,薛己的《湿热病篇》,雷丰的《时病论》等温病学著作中所用藿香均为此种。

 临床医师与临床药师注意事项

◆ 临床医师一定要注意,明代前后方中所用藿香的品种问题。

◆ 医院药房药物配伍和临床医生处方书写药物名称和调配应付品,一定要注意一药一名问题。

◆ 现今教科书《临床中药学》藿香条,其出处标注为《名医别录》不确当,应标注为《图经本草》为宜,以利后学者研读。

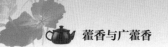

◆ 关于广藿香入药部位。经考证,在古代医家临证处方,绝大多数指明用藿香叶,而现今之广藿香,根本没有叶子,全是藿梗。因叶含挥发油成分高,习称广藿香油、印度薄荷油,用作各种香精的调配基础用料。处方用药和调配时要注意。

广藿香 Guanghuoxiang

【处方用名】 广藿香——唇形科 *Labiatae.*

《药典》2015 年版一部第 45 页收载:"广藿香,唇形科植物广藿香 *Pogostemon cablin*(Blanco)Benth. 的干燥地上部分。枝叶茂盛时采收。"

【饮片鉴别要点】

饮片呈不规则的段。茎呈方柱形,表面灰褐色至灰黄色,被柔毛。饮片切面有白色髓。叶破碎或皱缩成团,完整的叶经冷水浸泡后,展平呈卵形至椭圆形,两面密被白色柔毛,基部楔形或钝圆,叶缘具大小不规则的钝齿,叶柄细,被柔毛。具特异香气,味微苦。

【性味归经】 微温,味辛。归脾、胃、肺经。

【功能主治】 芳香化湿,和中止呕,发表解暑。用于湿浊中阻,脘痞呕吐,暑湿表证,湿温初起,发热倦怠,胸闷不舒,寒湿闭暑,腹痛吐泻,鼻渊头痛等。

本草解读——广藿香临床应用溯源

广藿香入药,在本草文献中首载于宋·苏颂《图经本草》:"藿香,旧附五香条,不著所出州土,今岭南郡多有之,人家亦多种植。二月生苗,茎梗甚密,作丛,叶似桑而小薄。六月、七月采之暴干,乃芬香,须黄色然后可收。……花是鸡舌,叶是藿香,胶是薰陆,详《本经》所以与沉香等共条,盖义出于此。然今南中所有,乃是草类。《南方草木状》云：藿香，榛生，吏民自种之……近世医方治脾胃吐逆为最要之药。"按苏氏所言，本品应为越南诸国外来品种，与国内各地所产藿香不同。

广藿香以"藿香"之后出现，是以香料出现在唐代以前的各种文献中，如隋代《南州异物志》："藿香出海外国。"本品因是"舶来品"，故称之"广藿香"。在医药文献中，首见于《千金要方》卷五"藿香汤"（藿香一两，生姜三两，青竹茹、甘草各半两），治疗毒气吐下，腹胀逆害乳哺。广藿香为唇形科 Labiatae 刺蕊草属 Pogostemon 植物广藿香 Pogostemon cablin（Blanco）Benth. 的地上带叶部分。以茎枝叶色绿、叶多、香气浓烈为佳，主产于我国广东、广西、台湾、海南等地，所含芳香油是优良的定香剂，是馥香型香精的重要调和原料。

金钱草与广金钱草

☯ 金钱草 Jinqiancao

【处方用名】金钱草报春花科——*Primulaceae.*

《药典》2015年版一部第219页收载："金钱草为报春花科植物过路黄 *Lysimachia christinae* Hance 的干燥全草。"

【性味归经】性微寒,味甘、咸。归肝、胆、肾、膀胱经。

【功能主治】利湿退黄,利尿通淋,解毒消肿。用于湿热黄疸,胆胀胁痛,石淋,热淋,小便涩痛,痈肿疔疮,蛇虫咬伤等。

【饮片鉴别要点】

金钱草饮片呈不规则的段。茎棕色至暗棕红色,有纵纹,实心。叶对生。全叶水浸后展平呈宽卵圆形至心形,叶面灰绿色至棕褐色,叶背面色较浅;对光透视可见黑色或褐色的条纹,至脉明显突出,偶见黄色花,单生于叶腋。气微,味淡。

🫖 本草解读——金钱草临床应用溯源

金钱草之名,始载于清·赵学敏《本草纲目拾遗》第86页:"金钱草,一名遍地香……其叶对生,圆如钱,铙儿草叶形圆,二瓣对生,象铙钹,生郊野湿地,十月二月发苗,蔓生满地,开淡紫花,……纲目有积雪,即此。"赵氏所言金钱草,应是唇形科植物活血丹 *Glechoma longituba*(Nakai)Kupr.

《四川中药志》1960年版第二册第1052页收载:"金钱草为报春

花科珍珠菜属植物过路黄 *Lysimachia christinae* Hance 的全草。性平，味淡，无毒。清血热，清肺止咳，消水肿，治肾结石、胆结石、跌打损伤及疟疾等症。"

 临床药师注意事项

　　金钱草，除《药典》收载品种外，全国各地还使用下列各种金钱草，临床药师要注意学习和掌握。

　　◆ 豆科植物广东金钱草 *Desmodium styracifolium*（Osbeck.）Merr. 的干燥地上部分。

　　◆ 报春花科植物点腺过路黄 *Lysimachia hemsleyana* Maxim. 的干燥全草。

　　◆ 伞形科植物天胡荽 *Hydrocotyle sibthorpioides* Lam. 的全草。

　　◆ 报春花科植物聚花过路黄 *Lysimachia congestifolora* Hemsl. 的干燥全草。

　　◆ 唇形科植物连线草（活血丹）*Glechoma longituba*（*Nakai*）Kupr. 的全草。

　　◆ 伞形科植物积雪草 *Centella asiatica*（Linn.）Urban. 的干燥全草。

☯ 广金钱草 Guangjinqiancao

【处方用名】广金钱草——豆科 *Leguminosae*。

　　《药典》2015 年版一部第 44 页收载："广金钱草为豆科植物广金钱草 *Desmodium styracifolium*（Osb.）Merr. 的地上部分。"

【性味归经】性凉，味甘、淡。归肝、肾、膀胱经。

【功能主治】利湿退黄，利尿通淋。用于黄疸尿赤，热淋，石淋，小便涩痛，水肿尿少。

【饮片鉴别要点】

广金钱草饮片呈不规则的段,茎呈圆柱形,密被黄色伸展的短柔毛,质脆,横切面中部有髓。叶互生,小叶1或3。全叶水浸后展开呈圆形至矩圆形,直径2~3.5cm,叶背面具灰白色紧贴绒毛,侧脉羽状,叶柄长0.5~1.5cm,小托叶一对,披针形,长约0.5cm,气微香,味微甜。

 本草解读——广金钱草文献记载

广金钱草见载于《南宁市药物志》。《中药大辞典》第二版收载:"广金钱草,为豆科山蚂蝗属植物金钱草 *Desmodium styracifolium*(Osbeck)Merr. 的地上部分。功能主治:清热利湿,通淋排石。主治泌尿系统感染,泌尿系统结石,肾炎水肿,胆囊炎,胆结石,黄疸型肝炎,小儿疳积,痈肿等。"

 临床药师注意事项

◆ 金钱草入药,从古至今,品种繁多复杂,处方用名相同,各所用品种各异,临床药学工作中一定要引起注意,特别是在引用前人用药经验时更要注意和临床医生交流。

◆ 各种金钱草均有治疗胆结石、肾结石等功效。注意不同品种金钱草对胆和肾结石的治疗是有明显差异的,即有的品种主要治疗胆结石,有的品种偏于治疗泌尿系统结石。

◆ 广金钱草在四川很少用,但近年来市面上有该品种出现,注意鉴别。

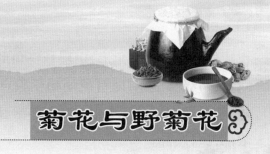

菊花与野菊花

菊花 Juhua

【文献】《本经》:"鞠华,味苦平。主风,头眩肿痛,目欲脱,泪出,皮肤死肌,恶风湿痹。久服,利血气,轻身,耐老延年。一名节华,生川泽及田野。"

【处方用名】菊花——菊科 *Compositae.*

《药典》2015 年版一部收载:"菊花,为菊科植物菊 Chrysanthemum morifolium *Ramat.* 的干燥头状花序。"

【性味归经】性微寒,味甘、苦。归肺、肝经。

【功能主治】散风清热,平肝明目,清热解毒。用于风热感冒,头痛眩晕,目赤肿痛,眼目昏花,疮痈肿毒等。

【药材(饮片)鉴别要点】

药用菊花,因产地和干燥方法不同分为亳菊、滁菊、贡菊、杭菊。

亳菊　为生晒品。呈倒圆锥形或圆筒形,有时稍压扁呈扇形,直径 1.5~3cm,离散。总苞碟状;总苞片 3~4 层,卵形或椭圆形,草质,黄绿色或褐绿色,外面被柔毛,边缘膜质。花托半球形,无托片或托毛。舌状花数层,雌性,位于外围,类白色,颈直,上举,纵向折缩,散生金黄色腺点;管状花多数,两性,位于中央,为舌状花所隐藏,黄色,顶端 5 齿裂。瘦果不发育,无冠毛。体轻,质柔润,干时松脆。气清香,味甘、微苦。

滁菊　为生晒品。呈不规则球形或扁球形,直径 1.5~2.5cm。总苞片外层呈条状三角形,中层长三角形。舌状花类白色,不规则扭曲,内卷,边缘皱缩,有时可见淡褐色腺点,舌状花长度由外至内逐渐变短;管状花多隐藏于头状花序中,花冠先端5~6裂,雄蕊5枚。清香浓郁,味甘、苦。

贡菊　多为烘焙品。呈扁球形或不规则球形,直径1.5~2.5cm,舌状花白色至类白色,斜生,上部反折,边缘稍内卷而皱缩,通常无腺点;管状花两性,外露,金黄色。气芳香,无甘、苦。

杭菊　因蒸后而呈蝶形至压扁状,直径2.5~4cm,常数个相连成片;舌状花类白色或黄色,平展或微折叠,彼此粘连,通常无腺点;管状花多数,外露,呈灰白色至黄白色者杭白菊,呈黄色至淡棕色者为杭黄菊。气微,味甘。微苦。

亳菊、滁菊、贡菊、杭菊主要鉴别要点

品名	亳菊	滁菊	贡菊	杭菊
形状	倒圆锥形或圆筒形,有时稍扁,呈扇形	不规则球形或扁球形	不规则球形或扁球形	蝶形或扁球形,常数个相连成片
直径	1.5~3.5cm	1.5~2.5cm	1.5~2.5cm	2.5~4cm
舌状花	类白色,颈直,上举纵向折缩,散生金黄色腺点	类白色,不规则扭曲,内卷,边缘皱缩,有时可见黄褐色腺点	白色或类白色,斜生,边缘稍内卷而皱缩,通常无腺点	类白色至黄色,平展或微折叠,彼此粘连,通常无腺点
管状花	多数,为舌状花所隐藏	大多被舌状花所隐藏	少数外露	多数外露

 本草解读——菊花品种解读

菊花为常用中药,为菊科菊属 *Chrysanthemum.* 植物菊的头状花序。目前市场上主要有亳菊,又称之为白菊,包括安徽亳县的亳菊,

河南的怀菊,四川的川菊,河北的祁菊。在药用菊花中品质最佳,销全国各地。滁菊,主产于安徽滁县,主销江苏、浙江等省区。贡菊,主产于安徽歙县,主销华南、福建等地。杭菊,又称为"白茶菊"。主产于浙江嘉兴、桐乡,销全国并出口。以上品种均为菊的栽培品种。

菊花在古代雅称"延寿客"。民间称之为"药中圣贤",因其具有桃李之妖艳,松柏之坚心,又被人们誉为"花中君子"(青松、翠竹、红梅、菊花为花中四君子);同时,又是"花中四雅"(兰花、水仙、菖蒲、菊花)。自陶渊明之赞美诗句"采菊东篱下,悠然见南山"之后,又被人们视为"花中隐士"。

药用菊花中又有野菊花,与菊花同科同属。其苦寒之性胜过所有菊花,清热解毒之功独擅,为治疗疔疮痈疮肿毒之要药。但在古代所用菊花,尤其是野菊花,为全草入药,现今只用其花序,实为可惜。

☯ 野菊花 Yejuhua

【处方用名】野菊花——菊科 Compositae.

《药典》2015 年版一部收载:"野菊花,为菊科植物野菊 Chrysanthemum indicum L. 的干燥头状花序。"

【性味归经】性微寒。味苦、辛。归肝、肺、心经。

【功能主治】清热解毒,疏风,泻火平肝。用于疔疮痈肿,目赤肿痛,头痛眩晕。

【药材(饮片)鉴别要点】

本品呈类球形,直径 0.3~1cm,棕黄色。总苞由 4~5 层苞片组成,外层苞片卵形或条形,外表面中部灰绿色或淡棕色,通常被有白毛,边缘膜质;内层苞片长椭圆形,膜质,外表面无毛。总苞基部有的残留总花梗。舌状花一轮,黄色,皱缩卷曲;管状花多数,深黄色。体轻。气芳香,味苦。

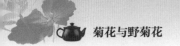
 本草解读——野菊花临床应用溯源

野菊花之名始见于明·张介宾《本草正》："野菊花，一名苦薏。根叶茎花皆可同用。味苦辛。大能散火散气，消痈毒疔肿瘰疬，眼目热痛，亦破妇人瘀血。孙氏治痈毒方，用野菊连根叶捣烂酒煎，热服取汗，以渣敷之；或同苍耳捣汁，以热酒冲服。冬月用干者煎服，或为末，酒服亦可。"

野菊花临床应用则首载于梁·陶弘景《本草经集注》："菊花有两种：一种茎紫气香而味甘，叶可作羹食者，为真；一种青茎而大，作蒿艾气。味苦不堪食者，名苦薏，非真。其华（花）正相似，唯以甘苦别之尔。"

 临床医师注意事项

◆ 在古代所用菊花，尤其是野菊花，为全草入药，现今只用其花序，实为可惜。

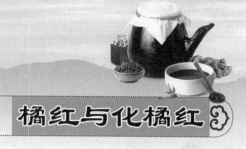

橘红与化橘红

异同讲解

橘红药用演变　古代橘红为橘皮削掉果皮内层所得红色外层果皮。20世纪60年代以前中医所用橘红（中成药原料）即为此种，习称橘类橘红。由于此类橘红加工生产费工时费，产量又不高，所以商品量逐年下降，价格也越来越贵，有"贵如黄金"之说。20世纪70年代以后，医药企业用柚类的化橘红逐步取代了橘类橘红。现今主流橘红品种为化橘红，主产广东化州，为道地药材。

文献记载　中华人民共和国卫生部药政管理局、中国药品生物制品鉴定所《中药材手册》（人民卫生出版社1959年版）第393-395页载：橘红，商品有两种，一种为芸香科植物橘 *Citrus reticulate* Blanco 及其栽培变种大红袍 *Citrus reticulate* 'Dahongpao'，福橘 *Citrus reticulata* 'Tangerina' 的成熟果皮的外层红色果皮，习称广橘红或云皮，即《纲目》所收橘之"橘皮去白者橘红也"。另一种为芸香科植物化州柚 *Citrus grandis* 'Tomentosa' 及柚 *Citrus grandis* (L.) Osbeck 的未成熟及近成熟果实的外果皮，亦称化橘红或毛橘红，即纲目拾遗所载之化州橘红。

成都中医学院主编《中药鉴定学》（上海科学技术出版社

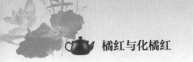

1980 年版)第 333-334 页载：橘红，为芸香科植物化州橘 *Citrus grandis* Osbeck.var.tomentosa Hort. 或柚 *Citrus grandis* Osbeck. 的干燥成熟外层果皮。前者称"毛橘红"或"化州橘红"；后者习称"青果橘红"。

功用 橘红与化橘红性味功效相近：行气，燥湿，消痰。治疗风寒咳嗽，胸膈胀闷，嗳气恶心。

 本草解读——橘红品种溯源

橘红之名，始见于元·王好古《汤液本草》。王好古云："橘皮以色红日久者为佳，故曰红皮、陈皮。去皮者曰橘红也。"又云："陈皮，若补脾胃不去白，若调理胸中肺气，须去白。"

明·李时珍《本草纲目·橘条》云："凡橘皮入和中理胃药则留白，入下气消痰药则去白。""去白者橘红也。"

清·赵学敏《本草纲目拾遗》："化州橘红，其实非橘，皮厚肉酸不中食，其皮厘为五片七片，不可成双，每片真正可值一金。治痰症如神，消油腻谷食积，醒酒宽中，气虚者忌服，解蟹毒。"

过去商品川橘红，又称"川芸皮"。主产重庆，又称"大红袍"，为橘皮之加工品。

☯ 橘红 Juhong

【**处方用名**】橘红——芸香科 *Rutaceae*.

《药典》2015 年版第 378 页："橘红，为芸香科植物橘 *Citrus reticulate* Blanco 及其栽培变种的干燥外层果皮。"

【**性味归经**】性温，味辛、苦。归肺、脾经。

【性味功效】理气宽中,燥湿化痰。用于咳嗽痰多,食积伤酒,呕恶痞闷。

【药材鉴别要点】

橘类橘红:呈不规则薄皮状,边缘皱缩卷曲,厚约 0.2mm,外表面黄棕色至橙红色,有光泽,密布点凹下或凸起的油点,俗称"鬃眼"。内表面淡黄色,亦有明显的油点,对光照视透明。干后质脆易碎。气香,味微苦、辛。

柚类化红:呈对折的七角、六角或展平的五角星状,也有单片者呈柳叶形状。完整者展平后,直径 15~25cm,厚 0.2~0.5cm。外表面黄绿色,密布茸毛及细密的小油点。内表面黄白色或淡黄棕色,有脉络纹。质脆,易折断,断面不整齐,外缘有一列不整齐而凹下的油点,内侧稍柔而有弹性。气香,味苦,微辛。

☯ 化橘红 Huajuhong

【处方用名】化橘红——芸香科 Rutaceae.

《药典》2015 年版第 74 页载:"化橘红,为芸香科植物化州柚 Citrus grands 'Tomentosa' 或柚 Citrus grandis（L.）Osbeck 的未成熟或近成熟的干燥外层果皮。"

【性味归经】性温,味辛、苦。归肺、脾经。

【功能主治】理气宽中,燥湿化痰。用于咳嗽痰多,食积伤酒,呕恶痞闷。

【中药经验鉴别专用术语】

1."化橘红胎"或"橘红珠":即化州柚的干燥幼果。

2."光橘红":化州柚的原种加工而成,体表无毛。

3."化橘红":即化州柚的变种加工而成,体表被茸毛。

4."光七爪""光五爪":即化州柚和柚,近成熟时,采收后置沸水中略烫后,取出刀将果皮划割成5或7瓣,除去果肉(瓣)和部分中果皮,压制成形,干燥即得。

【饮片鉴别要点】

饮片呈宽丝状,厚0.2~0.5cm,外表面黄绿色,密被茸毛,柚橘红无毛,有皱纹及小油室;内表面黄白色或淡黄棕色,有脉络纹。质脆,易折断,断面不整齐,外缘有一列不整齐而下凹的油室,内侧稍柔而弹性。气芳香,味苦、微辛。

注:

1. 四川、浙江、福建等省,以某些橘皮,如福橘、朱橘等橙红色外层果皮薄片入药。亦称橘红(芸皮),此种橘红为不规则形的薄片,橙红色,无毛而光滑,密被圆点状油室,香气不浓,味苦而涩。性味功效稍逊。

2. 化州柚的小幼果亦称"橘红珠"或"橘红胎",乃落地之幼果干燥而成,大小直径3~4cm,黄绿色,密被较长绒毛。气微香,味苦涩。功效与化橘红相似。

临床医师与临床药师注意事项

◆ 了解和掌握传统中药(中成药)"橘红"和"橘红丸"品种及其临床性效在汤方中的作用。

◆ 掌握各种橘红的形状鉴别和饮片鉴别要点。

◆ 了解和熟悉青皮、陈皮;枳壳、枳实;橘红、化橘红、橘红珠的基原情况和临床应用意义。

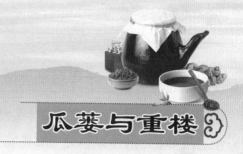

瓜蒌与重楼

瓜蒌 Gualou

【文献】瓜蒌,始载于《本经》:"栝蒌,味苦寒。主治消渴,身热烦满,大热。补虚安中,续绝伤。一名地楼。生川谷及山阴。"

【处方用名】瓜蒌——葫芦科 Cucurbitaceae.

《药典》2015 年版一部将瓜蒌根、瓜蒌皮、瓜蒌仁、瓜蒌分别收载:"瓜蒌根(天花粉),为葫芦科植物栝楼 Trichosanthes kirilowii Maxim. 或双边栝楼 Trichosanthes rosthornii Harms 的干燥根。"

【性味归经】性微寒,味甘,微苦。归肺,胃经。

【功能主治】清热泻火,生津止渴,消痈排脓。用于热病烦渴,肺热燥咳,内热消渴,疮痈肿毒。

【饮片鉴别要点】

饮片呈类圆形、半圆形或不规则厚片。外表皮黄白色或淡棕黄色,切面富含粉性,可见黄色木质部小孔(筋脉点),略呈放射状排列。气微,味微苦。

【中药材经验鉴别专用术语】

筋脉点:指中药材(包括饮片)组织内的纤维束或维管束。药材折断后其纤维束或维管束参差不齐的丝状,犹如人体的筋脉,又称之为"筋",其在整齐的药材面上所表现出的点状痕迹,称之为"筋脉点",较大的维管束痕,又称之为"筋脉纹"。

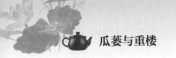

本草解读——瓜蒌临床应用溯源

《本经》所载瓜蒌之主治,实则是指瓜蒌根主治,即今之天花粉。今之瓜蒌仁,张仲景称之"瓜蒌实"。今之瓜蒌皮、瓜蒌子(仁)、瓜蒌根(天花粉)分别用名与分别入药则始于《雷公炮炙论》。而现在教材《中药学》谓瓜蒌(皮)及临床性效首载于《本经》是不严谨的。

经文所指瓜蒌根,入足少阳(胆)、足太阳(膀胱)、足少阴(肾)经,清上焦之火,润肺涤痰,利咽喉,为治嗽要药,治渴神药,亦治痈肿疮毒,即现今天花粉之功效。

经文不言瓜蒌能通二便及乳汁,而后人常用之……

《本经》言:"味苦寒"。实则应为味甘,故不伤胃。张仲景治胸痹痛引心背,咳唾喘息及结胸之方中,多用瓜蒌实,所以清上焦之火,痰气因而下降。

曹元宇云:"少阳证口渴时,以此易小柴胡汤中燥性之半夏。"张志聪云:"半夏起阴气于脉外,上与阳明相合,而成火土之燥,栝蒌根起阴津于脉中。天葵相合而能滋燥金。《伤寒》《金匮》诸方,用半夏以助阳明之气,渴者燥热太过,即去半夏易花粉(瓜蒌根)以滋之,圣贤立方加减,必推物理所以然。"凡燥热聚结而烦渴,瓜蒌乃天花粉,实为最当之药……

瓜蒌与葛根,同为消渴要药,而性则有异:葛根为阳明正药,能升胃津以滋肺;瓜蒌(根)则除肺胃之热,润肺胃之燥。二者治渴,实殊途而同归。《本草衍义》合用二药,治肺燥,热渴及大肠秘。

瓜蒌——基原同瓜蒌根

【性味归经】性寒,味甘,微苦。归肺、胃、大肠经。

【功能主治】清热涤痰,宽胸散结,润燥滑肠。用于肺热咳嗽,痰浊黄稠,胸痹心痛,结胸痞满,乳痈,肺痈,肠痈,大便秘结等。

【饮片鉴别要点】

饮片呈不规则丝状或块状。外表皮橙红色或橙黄色,皱缩。有的饮片较光滑。内表面黄白色,有红黄色丝络。果瓤橙黄色,与多数种子粘结成团。具焦糖气。味微酸甜。

瓜蒌皮(壳)——基原同瓜蒌

【性味归经】性寒,味甘。归肺、胃经。

【功能主治】清热化痰,利气宽胸。用于痰热咳嗽,胸闷胁痛。

【饮片鉴别要点】

饮片呈丝状或块状,外表皮橙红色或橙黄色,皱缩,有的饮片光滑。内表面黄白色,可见红黄色丝络。具焦糖气味,味淡,微酸甜,蜂糖炙后,其颜色加深,呈棕黄色,有光泽,具焦蜂糖味。

瓜蒌仁——基原同瓜蒌皮

【性味归经】性寒,味甘。归肺、胃、大肠经。

【功能主治】润肺化痰,滑肠通便。用于燥咳痰黏,肠燥便秘。

【饮片鉴别要点】

瓜蒌仁,呈扁平椭圆形,长 10~15mm,宽 5~10mm,厚约 3.5mm。表面浅棕色至棕褐色,平滑,略有光泽。沿边缘有一环状棱纹,顶端较尖,有种脐。基部钝圆。种皮坚硬。内种片膜质,灰绿色。子叶 2 枚,黄白色,富含油脂。气微,味淡。

临床医师注意事项

◆《本经》载瓜蒌之名,实则为天花粉入药年代。《雷公炮炙论》始,瓜蒌壳(皮)、瓜蒌仁、瓜蒌根(天花粉)才分别载名和分别入药。自此至今,瓜蒌入药才有全瓜蒌、瓜蒌壳(皮)、瓜蒌子(仁)之分。传统中医认为,全瓜蒌有皮和种子的全部功效,既能清化热痰,又能润化燥痰,对于热痰、燥痰所致之咳喘均可应用之;既能宽胸散结,用于痰浊痹阻、胸阳不通之胸痹、结胸等症;又可消肿散结,用于肺痈、肠

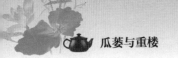

痛、乳痈等证;还能润肠通便,用于肠燥便秘。而瓜蒌皮宽胸理气,治胸痹强于瓜蒌仁;而瓜蒌仁富含油脂,润肠通便力强。

◆ 临床药学工作中,发现不少药房调配人员(尤其是社会药房),处方写瓜蒌,均调配成瓜蒌壳(皮),严重影响中医临床疗效。

重楼 Chonglou

【处方用名】重楼——百合科 *Liliaceae.*

《药典》2015 年版一部第 260 页收载:"重楼,为百合科植物云南重楼 *Paris polyphylla* Smith var.yunnanensis(Franch.)Hand.-Mazz. 或七叶一枝花 *Paris polyphylla* Smith var.chinensis(Franch.)Hara 的干燥根茎。"

【性味归经】性微寒,味苦。有小毒。归肝经。

【功能主治】清热解毒,消肿止痛,凉肝定惊。用于疔疮痈肿,咽喉肿痛,蛇虫咬伤,跌打损伤,惊风抽搐等。

【药材鉴别要点】

药材呈结节状扁圆柱形,略弯曲,长 5~15cm,直径 1~5cm,表面黄棕色至灰棕色,外皮脱落处显白色,密具层状突起的粗环纹,一面结节明目,结节上具椭圆形凹陷茎痕;另一面有疏生的须根和疣状须根痕。顶端具鳞叶和茎的残基。质坚实,断面平坦,显白色至浅棕色,粉性(晒干品)或角质样(烘烤干品)。气微,味微苦、麻。

【饮片鉴别要点】

饮片呈类圆形或不规则薄片。表面黄棕色至灰棕色,有的饮片可见环纹。切面(饮片)类白色至淡黄色,粉性(直径晒干品切片),有的呈角质样(为烘烤品过火所致切片)。质脆。味微苦、麻。

本草解读——重楼用名溯源

重楼,古名"蚤休"。始载于《本经》:"蚤休,味苦微寒。主治惊痫摇头弄舌,热气在腹中,癫疾,痈疮阴蚀,下之虫,去蛇毒。一名螫休。生川谷。"

重楼,在古代本草文献和医药文献中用名颇复杂。唐·苏敬《新修本草》:"今谓重楼者是也,一名重台,南人名草甘遂。"宋·苏颂《图经本草》:"重楼,即草河车也,俗称重楼金钱。"孙星衍《本草经》:"蚤休,曰螫休,曰重楼金钱,曰重台,曰草甘遂,今人谓之草河车。"陈嘉谟云:"一名七叶一枝花。"

又:古代拳参亦名蚤休。黄精亦名重楼等。

 临床药师注意事项

◆《本经》所载"瓜蒌"实际意义。

◆ 瓜蒌基原与不同入药部位临床特点。

◆ 注意临床医生处方用名"瓜蒌"与临床诊断"胸痹"等,药学人员在调配中的注意事项。

◆ 重楼在古代文献中的处方用名情况。

◆ 注意重楼的品种鉴定。

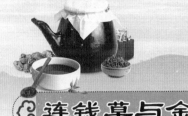

连钱草与金钱草

异同讲解

混用现象 连钱草与金钱草，文献常混淆、混用。其临床性效也混淆记载。如江西某医学院编辑的《中药大辞典》金钱草条即为唇形科植物连钱草。而清·赵学敏《本草纲目拾遗》金钱草的文字描述亦应是唇形科植物连钱草为是。

鉴定要点

金钱草与连钱草饮片有明显区别，鉴定两种饮片，其横切面是关键。

连钱草：饮片呈横切不规则的段，茎四方形，表面黄绿色或紫红色。断面中空。

金钱草：饮片呈横切不规则的段。茎圆形，棕色或暗红色，有纵纹，横切面实心。

须特别注意 连钱草味辛，具有明显的活血祛瘀作用。中成药活血丹即为连钱草为主所生产。

☯ 连钱草 Lianqiancao

【文献】连钱草始载于琉球·吴继志《质问本草》第252页："连钱草，春生苗，蔓延于篱下。俗名乞食碗，用七叶为丸，塞鼻中，男左女右,疟作之日,从此截之。"《植物名实图考》又名"活血丹"。

【处方用名】连钱草——唇形科 *Labiatae.*

《药典》2015 年版一部第 170 页收载:"连钱草,为唇形科植物活血丹 *Glechoma longituba*(Nakai.)Kupr. 的全草。"

【性味归经】性微寒,味辛、微苦。归肝、肾、膀胱经。

【功能主治】清热解毒,利湿通淋,散瘀消肿。用于热淋、石淋、湿热黄疸、疮痈肿痛、跌打损伤等。

【饮片鉴别要点】

饮片呈横切不规则的段,茎四方形,表面黄绿色或紫红色。断面中空。叶对生,叶片多皱缩,灰绿色或绿褐色。叶片水浸泡后展开呈肾状心形至圆状心形,长约 2.5cm,宽与长约相等,先端钝或稍尖,叶缘具圆齿,被细毛。偶见轮伞花序腋生,花冠唇形。饮片用手搓之具芳香气,味微苦。

金钱草 Jinqiancao

【文献】金钱草始载于清·赵学敏《本草纲目拾遗》第 86 页:"金钱草……一名遍地香,佛耳草……其叶对生,圆如钱,钹儿草叶形圆。纲目有积雪草,即此。但所引诸书,主治亦小异,故仍为补之,至纲目所载,言其治女子少腹痛有殊效,其方已载纲目,此不赘述。"

【处方用名】金钱草——报春花科 *Primulaceae.*

《药典》2015 年版一部第 219 页收载:"金钱草,为报春花科植物过路黄 *Lysimachia christinae* Hance 的全草。"

【性味归经】性微寒,味甘、咸。归肝、胆、肾、膀胱经。

【功能主治】利湿退黄,利尿通淋,解毒消肿。用于湿热黄疸,胆胀胁痛,石淋,热淋,小便涩痛,痈肿疔疮,蛇虫咬伤等。

【饮片鉴别要点】

饮片呈横切不规则的段。茎圆形,棕色或暗红色,有纵纹,横切面实心。叶对生,叶片呈心状形,叶面灰绿色或棕褐色。叶片用水浸泡后展开,可见主脉明显突出,叶片对光透视可见黑色或褐色条纹。饮片偶见单生于叶腋黄色花。气微,味淡。

 临床医师与临床药师注意事项

◆ 金钱草与连钱草在商品中药饮片中常相互混淆。临床药师需要注意鉴别。

◆ 临床医师要注意两种中药的处方用名和性味归经与功能主治的相同点和不同点。

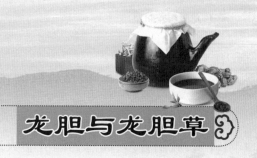

龙胆与龙胆草

龙胆 Longdan

【文献】

龙胆始载于《本经》："龙胆，味苦涩。主治骨间寒热，惊痫邪气，续绝伤，定五脏，杀蛊毒。久服益智不忘，轻身耐老。一名陵游。生川谷。"

注：龙胆为大寒之药，为泻肝胆火之要药。性味应为苦寒，然在古本记载为苦涩。涩在五味之外，而《本经》载药有涩字者只此一条，且字形与酸苦等字形完全不相似，故决非误写，值得研究。

【处方用名】龙胆——龙胆科 Gentianaceae.

《药典》2015 年版一部收载四个基原种：①条叶龙胆 Gentiana manshurica Kitag. ②龙胆 Gentiana scabra Bge. ③三花龙胆 Gentiana triflora Pall. ④坚龙胆 Gentiana rigescens Franch.

【性味归经】性寒，味苦。归肝胆经。

【功能主治】清热燥湿，泻肝胆火。用于湿热黄疸，阴肿阴痒，带下，湿疹瘙痒，肝火目赤，耳鸣耳聋，胁痛口苦，强中，惊风抽搐等。

【饮片鉴别要点】

饮片呈不规则的段，根茎将部位呈不规则的片。根圆柱形，表面淡黄色至黄棕色，有横皱纹和纵皱纹，切面皮部黄白色至棕黄色，木部色较浅。气微，味极苦。

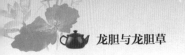 **本草解读——形色性味解功用**

龙胆苦寒,主治由足少阳胆经入足厥阴肝经气分中之热,用于少阳者少,厥阴者多,而总为泻肝胆火之要药。古方治谷疸与苦参配合,治疗劳疸与栀子配合。龙胆泻肝火,故明目方中常用之,其他如《药性论》,主小儿惊痫、客忤、止热、骨热、痈肿、时疾、疮疥等病。《圣惠方》治蛔攻心如刺,盖蛔得苦则伏也。龙胆苦寒特甚,过服则败胃,亦反助火邪,决不可久服。

龙胆草 Longdancao

【文献】本品收载于《四川省中药材标准》1987 版。《四川省中药材标准》2010 年版,第 214 页载:"龙胆草,为龙胆科龙胆属植物头花龙胆 *Gentiana cephalantha* Franch. 的干燥全草。"

【处方用名】龙胆草——龙胆科 *Gentianaceae.*

【性味归经】性寒,味苦。入肝、胆经。

【功能主治】清热燥湿,泻肝胆火。用于湿热黄疸,阴肿阴痒,带下,湿疹瘙痒,目赤,耳聋,胁痛,口苦,惊风抽搐等。

【饮片鉴别要点】

饮片呈不规则的段,根茎表面灰棕色至黄棕色,断面有淡黄色木心。叶对生,皱缩,稍厚,边缘微向背面反卷,上面绿色至黄绿色,下面颜色稍淡,完整的叶水浸后展开为宽披针形至倒披针形。花簇生枝端,淡蓝紫色。气微清香,茎叶味微苦,味苦。

临床药师注意事项

◆《中华人民共和国药典辅助说明》2010 年版,药材与饮片卷第 148 页,将《四川省中药材标准》收载的龙胆草 *Gentiana cephalantha*

Franch. 定性为龙胆之"非正品品种"，即不能作为龙胆饮片入药。

◆ 临床药师在审方和处方点评时，龙胆泻肝汤等汤方中不能出现龙胆草，临床医生开写龙胆时，药房绝不能调配龙胆草。

◆ 医疗单位药品计划龙胆饮片企业绝不允许供给龙胆草，柴胡不能供给竹叶柴胡等。

麻蕡与麻黄

麻蕡 Mafen

【文献】

火麻仁入药始载于《本经》："麻蕡,味辛平。主五劳七伤,利五脏,下血,寒气。多食,令人见鬼狂走。久服,通神明,轻身。一名麻勃。麻子,味甘平。主补中益气,肥健不老神仙。生川谷。"(孙本)

"麻蕡,味辛平。主治七伤,利五脏,下血寒气。多食令人见鬼狂走。久服通神明轻身。麻子,味甘平。主补中益气。久服肥健不老。一名麻勃。生川谷。"(曹本)

火麻仁的名称始载于元·吴瑞《日用本草》。

麻蕡一药《中药大辞典》(江苏新医学院.上海:上海人民出版社,1977:2225)收载:麻蕡为桑科植物大麻 *Cannabis sativa* L. 的幼嫩果穗。性味:性平,味辛。有毒。功用:祛风,止痛,镇痉。治疗痛风,痹证,癫狂,失眠,咳喘等。

【本经释义】

蕡:(fen,音坟)。果实繁盛的样子。大麻或大麻的子实。菽、麦、蕡、稻、黍、粱。(《礼记·内则》)陆德明释文:蕡,大麻子。

陶弘景云:"麻蕡即牡麻,牡麻则无实,令人作布及履用之。"牡麻即大麻子之雄株,不结实。

麻勃:大麻雄株所开之花。大麻雌雄之分,雌株开花结实,雄株开花不结实。古人不知"蕡"有雌雄之分,故有麻蕡、麻勃、麻子之名。

正如苏颂所云："蕡也，子也，花也，其三物乎？"

麻子：现今称之大麻仁、火麻仁。孙思邈在《千金方·食治》中称之"白麻子"。张仲景在《伤寒论》中称之"麻子仁"。大麻有毒，可提取毒品，尤其以花序（麻蕡）为甚。故古人认为有毒，服食使人产生幻觉，故令人见鬼狂走。

【处方用名】火麻仁——桑科 *Moraceae.*

《药典》2015 年版一部收载："火麻仁，为桑科植物大麻 *Cannabis sativa* L. 的干燥种子。"

【性味归经】性平，味甘。归肺、胃、大肠经。

【功能主治】润肠通便。用于血虚精亏，肠燥便秘。

【饮片鉴别要点】

本品呈卵圆形，长 4~5mm，直径 2.5~4mm。表面灰绿色或灰黄色，有光泽。有微细的白色或棕色网纹，两边有棱，顶端略尖，基部有一圆形果梗痕。果皮薄而脆，易破碎。种皮绿色，子叶 2，乳白色，富油性。气微，味淡。

 临床医师与临床药师注意事项

◆ 火麻仁外壳含大麻类麻醉成分和毒性成分毒蕈素，临床应用应以文火炒至爆裂，香气逸出。一可降低其毒性成分，二可煎煮时有效成分易煎出。

◆ 本品不宜大剂量使用和久服，以免蓄积中毒。

☯ 麻黄 Mahuang

【文献】《本经》（孙本）："麻黄，味苦温。主中风伤寒头痛温疟，发表，出汗，去邪热气，止咳逆上气，除寒热，破癥坚积聚。一名龙沙。"

（曹本）："麻黄，味苦温无毒。主治中风伤寒头痛，温疟，发表出

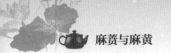

汗,去邪热气,止咳逆上气,除寒热,破癥坚积聚。一名龙沙。生川谷。"

【本经释义】

中风:作"伤风"解。

中风伤寒:麻黄为治疗"中风伤寒"第一要药。仲景麻黄汤,即以麻黄为君。

破癥坚积聚:叶桂在《本草经解》中云:"癥坚积聚者,寒气凝血而成之积也。寒为阴,阴性坚,麻黄苦入心,心主血,温散寒,寒散血,积聚自散矣。"后世之医,罕见用麻黄治疗"癥坚积聚"。

【处方用名】麻黄——麻黄科 *Ephedraceae.*

《药典》2015 年版收载:"麻黄为麻黄科植物草麻黄 *Ephedra sinica* Stapf、中麻黄 *Ephedra intermedia* Schrenk et C.A.Mey. 或木贼麻黄 *Ephedra equisetina* Bge. 的干燥草质茎。"

【性味归经】性温,味辛,微苦。归肺、膀胱经。

【功能主治】生麻黄:发汗散寒,宣肺平喘,利水消肿。用于风寒感冒,胸闷咳喘,风水水肿,癥坚积聚等。炙麻黄:润肺止咳,多用于表证已解,气喘咳嗽。

【中药材鉴别要点】

草麻黄:呈细长圆柱形,少分枝(中麻黄多分枝;木贼麻黄较多分枝);直径 1~2mm。表面淡绿色至黄绿色,有细纵脊线,有粗糙感。有的带少量棕色木质茎。节间明显,节间长 2~6cm。节上可见膜质鳞叶,裂片 2(稀 3),锐三角形,先端灰白色,反曲,基部联合成筒状,红棕色。体轻,质脆,易折断,断面略呈纤维性,周边绿黄色,髓部红棕色,近圆形,俗称"玫瑰心"。气微香,味涩、微苦。

【饮片鉴别要点】

麻黄饮片须去除木质茎和残根。饮片呈圆柱形的段,表面淡黄绿色至黄绿色,表面粗糙,有细纵脊线,节上可见细小鳞片。切面中心显红黄色(玫瑰心)。气微香,味微苦、涩。

蜜炙麻黄:形状如生麻黄,表面深黄色,微有光泽,略有黏性。有蜜香气,味甜,微苦。

【中药经验鉴别专用术语】

玫瑰心:特指麻黄类药材横断面近红色髓部特殊结构成分,为麻黄类生物碱的主要分布部位。麻黄绒的炮制,去掉粉质部分,即主含麻黄碱部分,亦是主要临床药理成分部位,弃之可惜。

 本草解读

现代教科书《中药学》《药典》等将具有发汗作用的药物均被视为辛味。因麻黄具有较强的发汗作用,性味定为性温,味辛,微苦,这与《本经》麻黄,味苦温的记载不符。

一个值得注意的问题:有关中药的五味理论,是否具有普遍适用性问题;具有发汗作用的药物不一定有辛味,反之,具有辛味的药物也不一定具有发汗作用。这一问题值得研究。

 本草解读——麻黄和麻黄炮制品及副产物"麻黄粉"的临床应用

麻黄性温,味辛、苦,发汗解表,散寒,平喘利水。用于风寒感冒,咳喘,支气管哮喘,支气管炎,水肿等。中医认为,麻黄生品发汗作用很强,有过汗伤阴亡阳之弊,对体虚患者不宜;蜜炙后缓和发汗力,并能增强止咳平喘的功效,适用于表证轻而喘咳重的患者;麻黄绒较麻黄作用缓和,适于老人、产妇、幼儿及一切虚人风寒感冒,认原为炙麻黄绒作用更加缓和,适宜表证已解,喘咳未愈的患者。

现代医学研究认为,麻黄主含麻黄碱和伪麻黄碱,主要在髓部;挥发油主要在皮部。麻黄碱与伪麻黄碱主要是平喘、祛痰、止咳、利水作用。挥发油具有兴奋汗腺,主要是发汗作用。蜜炙麻黄在温度的作用下挥发油减少而使发汗力有所减弱,但祛痰、止咳、平喘、利尿作用未受到影响,并在蜂蜜的协同作用下有所提高;而麻黄绒仅损失其髓部的麻黄碱和伪麻黄碱,即止咳、平喘、祛痰、利尿作用降低,而皮部的挥发油成分并未受到多大损失,相对而言在同等剂量情况下有所提高,即发汗作用并没有降低。

麻黄绒的制取,不管采取哪种方法,均不同程度地损失部分有效成分(手工捣绒制取 30%,研碎过筛制取 40%,原生药粉碎过筛制取 6%,水洗粉碎过筛制取 30%~35%),而过筛去掉的粉末部分则为止咳、平喘、祛痰、利尿成分。我们制取麻黄绒过筛粉末部分取名"麻黄粉"另作入药,用于表证以解,而咳嗽未愈及老人、幼儿、产妇及一切虚人风寒感冒,收到满意效果。

 临床医师与临床药师注意事项

◆ 掌握麻黄的鉴别要点。

◆ "发汗解表"这是麻黄的最根本临床作用,其利水作用,在《本经》中未提及。

◆ 注意掌握生麻黄、炙麻黄、蜜炙麻黄、麻黄绒、制麻黄绒的临床相同点和不同点。

◆ 现代医学研究证实:取生麻黄投入清水中迅速取出(抢水洗),将粉碎机的筛子去掉,用硬纸板挡住出药口部(注意从里放入并和筛子的圆周边缘平行,使粉碎机中的麻黄不掉出口外)。将抢水洗的生麻黄趁润慢慢放入粉碎机里进行粉碎,取掉纸板,取出麻黄用细米筛筛去粉末部分(取名"麻黄粉",另作入药),剩下部分即麻黄绒。

采用本法制取麻黄绒,可节约时间,提高工效 10 倍以上;节约药材,减少损耗 20% 以上;提高了质量,达到中医用药要求。

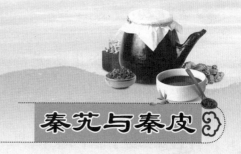

秦艽 Qinjiao

【文献】《本经》:"秦艽,味苦平。主寒热邪气,寒湿,风痹,肢节痛,下水,利小便。生山谷。"(孙本)

"秦艽,味苦平。主治寒热邪气,寒湿风痹肢节痛,下水利小便。生山谷。"(曹本)

【本经释义】

《本经》所载秦艽功效与现今全国统编教材《中药学》、国家《药典》所述:祛风除湿,除虚热,止痹痛,退黄疸,基本一致。为常用祛风除湿药。具有祛风除湿,通利关节,祛风通络止痛。临床上常用于治疗多种痹症。

主寒热邪气:秦艽性平,味苦,无明显寒热之偏性,无论寒邪、热邪均可应用,故云。

下水,利小便:现今教科书未提及。张仲景在《金匮要略·黄疸病脉证并治第十五》中云:"诸病黄家,但利其小便。"也就是说,治疗"黄疸病""腹满""臌胀"等病,须用下水,利小便的方法。秦艽在临床上治疗黄疸,采用下水利小便之法,佐证了秦艽能够治疗黄疸病。如《圣济总录》中的"山茵陈丸"具有利湿退黄作用。而现今在教科书中很少提及。

【处方用名】秦艽——龙胆科 *Gentianaceae.*

《药典》2015 年版一部收载:"秦艽,为龙胆科植物秦艽 *Gentiana*

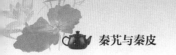

macrophylla Pall.、麻花秦艽 *Gentiana straminea* Maxim.、粗茎秦艽 *Gentiana crassicaulis* Duthie ex Burk. 或小秦艽 *Gentiana dahurica* Fisch. 的干燥根。"

【性味归经】性平,味辛、苦。归胃、肝、胆经。

【功能主治】祛风除湿,清湿热,止痹痛,退虚热。用于风湿痹痛,中风半身不遂,筋脉拘挛,骨节酸痛湿热黄疸,骨蒸劳热,小儿疳积发热等。

【药材鉴别要点】

1. 秦艽又名大叶秦艽,呈类圆柱形,上粗下细,扭曲不直,长10~30cm,直径1~3cm。表面黄棕色或灰黄色,有纵向或扭曲的纵皱纹,顶端有残存茎基及纤维状叶鞘。质硬而脆,易折断,断面略显油性,皮部黄色或棕黄色,木部黄色。气特异,味苦、微涩。

2. 麻花秦艽又名麻花艽、辫子艽,呈类圆锥形,多由数个小根纠聚而膨大,相互扭曲,粗糙;直径可达7cm。表面棕褐色,显粗糙,有裂隙呈网状孔纹。质松脆,易折断,断面多呈枯朽状。

3. 小秦艽又名山秦艽,呈类圆锥形或类圆柱形,长8~15cm,直径0.2~1cm。表面棕黄色。主根通常1个,残存的茎基有纤维状叶鞘,下部多分枝。断面黄白色。

【饮片鉴别要点】

秦艽饮片横切,呈类圆形厚片。外表皮黄棕色至灰黄色;表皮粗糙,可见扭曲纵皱纹或网状皮孔。横切面皮部黄色至棕黄色,木部黄色,有的饮片中心呈枯朽状。气特异,味苦,微涩。

本草解读——目前市面上常见秦艽伪品

1. 红秦艽 红秦艽为唇形科鼠尾草属植物甘西鼠尾 *Salvia przewalskii* Maxim. 的干燥根。其外形极似秦艽,扭曲,有网状纵沟;外表面呈红褐色或紫褐色,质硬,易折断,断面呈紫红色,间或有腐朽部分。在藏区当红秦艽使用。

2. 独一味　独一味,又名四大天王,为唇形科植物独一味 *Lami-ophlomis rotata*(Benth.ex Hook.f.)Kudo 的根及根茎。本品外形似秦艽。根茎短小,全体扭曲,粗糙,有纵皱纹或浅纵沟;表面枯黄色,无光泽,质坚硬,干枯状,断面木质部多腐朽。气腥臭。味苦,有麻舌感。

3. 白头翁根　另外,有的将白头翁 *Pulsatilla chinensis*(Bunge)Regel 的干燥根冒充秦艽。注意鉴别。

 临床医师注意事项

◆　秦艽临床疗效肯定,但要注意生、熟有别。生用善清虚热,治疗湿热黄疸;黄酒制后,性苦、温,善行气血,治疗风寒湿痹,陈旧性关节疼痛尤良。

◆　秦艽、龙胆皆为龙胆科植物,为亲缘植物药,均能清除肝胆湿热以退黄。然龙胆苦寒沉降,主泻肝经实火与下焦湿热;秦艽苦平,祛风除湿,性润不燥,为风药中之润剂,善清虚劳肌热。

秦皮 Qinpi

【文献】《本经》:"秦皮,味苦微寒。主风寒湿痹,洗洗,除热,目中青翳白膜。久服,头不白,轻身。生川谷。"(孙本)

"秦皮,味酸无毒。主治风寒湿痹,洗洗寒气,除热,目中青翳白膜。久服头不白,轻身。生川谷。"(曹本)

【本经释义】

目中青翳白膜:秦皮为平肝之药,故为目疾要药,后世诸多本草文献均言治疗目疾。

洗洗:阵阵发作的样子。

【处方用名】秦皮——木犀科 *Oleaceae.*

《药典》2015 年版一部载:"秦皮,为木犀科植物苦枥白蜡树 *Fraxinus rhynchophylla* Hance、白蜡树 *Fraxinus chinensis* Roxb.、尖叶白蜡树 *Fraxinus szaboana* Lingelsh. 或宿柱白蜡树 *Fraxinus stylosa* Lingelsh. 的干燥枝皮或干皮。"

【性味归经】清热燥湿,收涩止痢,止带,明目。用于湿热泻痢,赤白带下,目赤肿痛,目生翳膜等。

【药材鉴别要点】

枝皮:呈卷筒状或槽状,长 10~60cm,厚 1.5~3mm。外表面灰白色、灰棕色至黑棕色或相间呈斑状,平坦或稍粗糙,可见灰白色圆点状皮孔及细斜皱纹,有的具分枝痕,其下沿可见马蹄形或新月形叶痕。内表面平滑,黄白色或棕色。质硬而脆,断面纤维性,黄白色,显层片状。气微,味苦。

干皮:为长条状块片,厚 3~5mm。外表面灰棕色,皱纹明显,较老干皮可见龟裂状沟纹及红棕色椭圆形凹点或横长的皮孔。其他形状同枝皮。

【饮片鉴别要点】

饮片呈长短不一的丝条状。外表面灰白色、灰棕色或黑棕色;内表面黄白色至黄棕色,平滑。切面显纤维性,质硬。气微,味苦、涩。

水试鉴别:取饮片用水浸泡,浸出液在日光下可见碧蓝色荧光,在紫外光灯下观察荧光更为明显。

 本草解读——形味性效解功用

《吴普本草》载:"秦皮……酸无毒。"唐·甄权《药性论》载:"秦皮……性平。"《证类本草》亦载:"秦皮……味苦微寒。"因秦皮性收涩,涩者,酸之性,故酸亦通。现代教科书《中药学》:"秦皮……苦寒。"《药典》2015 年版一部:"秦皮……苦、涩、寒。"

秦皮善治热痢,仲景《伤寒论·辨厥阴病脉证并治法第十二》:白头翁汤(白头翁二两,黄柏、黄连、秦皮各三两)。

唐·甄权《药性论》用秦皮作汤浴治疗小儿身热;《日华子本草》载:"主小儿热惊,皮肤风痹,退热。"与《经文》记载一致。

《名医别录》载:"主治男子少精,妇人带下",因本品性寒而收涩,故有此效。

 本草解读——秦皮常见伪品

1. 川楝皮,为楝科植物川楝 *Melia toosendan* Sieb.et Zucc. 的干燥树皮。本品有毒,易引起剧烈呕吐。本品呈不规则板皮状。外表面棕褐色,有明显交织纵皱纹。内表面类白色,质韧,不易折断,断面纤维性强,且呈层片状,易剥离,味苦。

2. 合欢皮,为豆科植物合欢 *Albizia julibrissin* Durazz. 的干燥树皮。本品呈卷曲筒状或半筒状,外表面灰棕色至灰褐色,稍有纵皱纹,密生椭圆形横向皮孔。内表面平滑黄棕色至黄白色,有细密纵纹。质硬而脆,易折断,断面呈纤维性片状。气微香,味淡。

3. 女贞树皮,为木犀科植物女贞 *Ligustrum Lucidum* Ait. 的干燥树皮。本品同秦皮同为木犀科 *Oleaceae* 植物。外形似秦皮。外表面灰棕色,平坦不裂,可见细纵纹或网状纹,具浅黄色圆形或椭圆凸起的皮孔,内表面平滑,黄白色至黄褐色,质硬,易折断,断面不平整,纤维性强,易显层片状。气微香,味苦。

 临床医师与临床药师注意事项

◆ 秦皮生用清热解毒。燥湿、明目作用强;炒炭用,其寒性缓解,主入血分而敛血止痢,收敛涩肠力增,常用于肠风下血、下痢脓血。

◆ 应注意正品秦皮的正确鉴别和开展临方炮制,以保证临床用药质量。

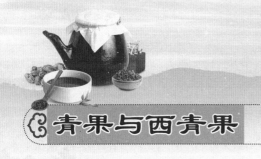

青果与西青果

☯ 青果 Qingguo

【文献】青果一药，原名"橄榄"，始载于唐·陈藏器《本草拾遗》："橄榄，树大圆实，长寸许，南方人以为果，生实味酸……"《南方本草状》曰："子，大如枣，八月熟，生交趾。"青果一名，则始载于明·李时珍《本草纲目·橄榄条》："橄榄名义未详。此果虽熟，其色亦青，故俗呼青果。"李时珍在主治项云："生津液，止烦渴。治咽喉痛。咀嚼咽汁，能解一切鱼、蟹毒。"

青果以橄榄之名入药则始载于五代吴越《日华子本草》："橄榄，开胃，下气，止泻。"

【处方用名】青果——橄榄科 *Burseraceae*.

《药典》2015 年版一部第 197 页收载："青果为橄榄科植物橄榄 *Canarium album* Raeusch."

【性味归经】性平，味甘、酸。归肺、胃经。

【功能主治】清热解毒，利咽生津。用于咽喉肿痛，咳嗽痰黏，烦热口渴，鱼蟹中毒等。

【饮片鉴别要点】

果实呈纺锤形，两端钝尖，长 2.5~4cm，直径 1~1.5cm。表面棕黄色至黑褐色，表面有不规则皱纹。果肉灰棕色至棕褐色，质硬。表面具纵棱三条，其间各有三条弧形变曲的沟。果核梭形，暗红棕色，具纵棱，横断面破开后内分 3 室，每室有种子一粒。子叶两片，白色呈折叠状。

元·李杲《食物本草》载:"橄榄,二月开花,八月成实,状如长枣,两头尖,青色。核亦两头尖而有棱,核内有三窍,窍中有仁,可食……""初食其味苦涩,久之方回甘味,王元之作诗,比之忠言逆耳,世乱乃思之,故人名为谏果……"

☯ 西青果 Xiqingguo

【文献】本品因从尼泊尔进口,途径西藏运销全国各地,故又名藏青果。未见本草文献收载。卫生部药政管理局和中国药品生物制品鉴定所编者的《中药材手册》1959 年版收载:"藏青果,为使君子科植物诃子 *Terminalia chebula* Retz. 的干燥幼果。"

【处方用名】西青果——使君子科 *Combretaceae*.

【性味归经】性平,味苦、酸、涩。归肺、大肠经。

【功能主治】清热,生津,解毒。用于治疗虚热白喉,喉炎,扁桃体炎,菌痢等。

附 诃子

功效:涩肠止泻,敛肺止咳,降火利咽。用于久咳久痢,便血脱肛,肺虚喘咳,久嗽不止,咽痛音哑。

【饮片鉴别要点】

本品呈长卵形,长 1.5~3cm,直径 0.5~1.2cm。表面黑褐色,有光泽。具明显的纵皱纹,一端较大,另端略小,钝尖。下部有果梗痕。质坚硬,不易折断。断面褐色,有角质样光泽。断面显一室,果核不明显,常有空心,个小者无空心,黑褐色。气微,味苦涩,微甘。

🫖 临床药师注意事项

◆ 诃子与西青果其基原完全相同,因采收时间不同,故处方用名不同,临床性效有别。临床医生要引起注意,这种现象在临床中药学很多,如青皮、陈皮;枳壳、枳实;槟榔、槟榔果等。

　　◆　处方用名与药房调配付给品要名副其实。

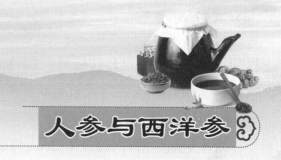

人参与西洋参

☯ 人参 Renshen

【文献】《本经》载："人参,味甘微寒,主补五脏,安精神,定魂魄,止惊悸,除邪气,明目,开心益智。久服,轻身延年。一名人衔,一名鬼盖。生山谷。"

【处方用名】人参——五加科 *Araliaceae.*

《药典》2015 年版一部收载："人参,为五加科植物人参 *Panax ginseng* C.A.Mey. 的干燥根和根茎。"

【性味归经】性微温,味甘、微苦。归脾、肺、心、肾经。

【功能主治】大补元气,复脉固脱,补脾益肺,生津养血,安神益智。用于体虚欲脱,肢冷脉微,脾虚食少,肺虚喘咳,津伤口渴,内热消渴,气血亏虚,久病虚羸,惊悸失眠,阳痿宫冷等。

【禁忌】不宜与藜芦、五灵脂同用。

【药材鉴别要点】

主根呈纺锤形或圆柱形,长 3~15cm,直径 1~2cm。表面灰黄色,上部或全体有疏浅断续的粗横纹(习称"铁线纹")及明显的纵皱,下部有支根 2~3 条,并着生多数细长的须根,须根上常有不明显的细小疣状突起(习称"珍珠点""珍珠疙瘩")。根茎(习称"芦头")长1~4cm,直径 0.3~1.5cm,多拘挛而弯曲,具不定根(习称"艼")和稀疏的凹窝状茎痕(习称"芦碗")。质较硬,断面淡黄白色(习称"金井玉

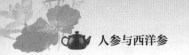

栏"),显粉性,形成层环纹棕黄色(习称"金井"),皮部有黄棕色的点状树脂道(习称"玉栏")及放射状裂隙。香气特异,味微苦、甘。

【饮片鉴别要点】

饮片呈圆形薄片,直径 1~2cm,外表皮(饮片边缘)显灰黄色,饮片切面平坦,淡黄色,"金井玉栏"明显,显粉性;形成层环纹浅棕黄色,皮部有黄棕色点状脂道及放射状裂隙。以"金井玉栏"明显者为最佳。香气特异,味甘,微苦。

【中药材鉴别专用术语】

1. 芦头,指根及根茎类药材顶端残留的根状茎,常作药材鉴别之特征。

2. 芦碗,指根及根茎类药材芦头上的数个圆形或半圆形凹窝状已干枯的茎痕,形态如小碗。

3. 艼,特指人参芦头上残留的不定根痕。

4. 铁线纹,指药材主根上端外表呈黄褐色的螺旋状横纹。为野山参特有的鉴别要点。

5. 珍珠点,特指野山参须根上生有的小瘤状突起,又称"珍珠疙瘩"。形似豆科植物地下根上之根瘤菌。

6. 金井玉栏,指根及根茎类药材横断面中心木部呈淡黄色(金井),皮部为黄白色(玉栏),恰似金玉相映,又称"金心玉栏"。

本草解读——人参道地药材产地的变迁

人参为我国特产的一种名贵药材,是一种很好的扶正固本、抗衰老药。其主要疗效在于对人体的生理功能的协调和复壮,它能提高心脏的收缩力和频率,具有强心的作用。人参主产于我国东北三省,尤以吉林为最佳。但是,在古代则以产于山西上党者为最佳,称"上党人参"。人参古代以上党者为道地,至梁代陶弘景《名医别录》述及辽东:"如人参者有神,生上党及辽东",至清代则明确转而以辽东产者为道地。

人参品种繁多,按栽培方法和加工方法可分为:

1. 野山参,为山野林海中自然生长的人参,其生长过程未经任何人工管理,纯属天然而成,属人参极珍贵品。由野山参加工而成的商品有生晒参、白糖参和掐皮参。

2. 移山参,即野山参经过移植栽培,亦属人参之珍品。用移山参加工的商品有生晒参、白糖参和掐皮参。

3. 园参,即用人工种植栽培的人参。用园参加工成的商品有红参、边条红参、白糖参、白干参、生晒参、白人参、掐皮参、大力参等。

4. 吉林参,因产于吉林省而得名。主产于长白山区。

5. 辽参,因产于辽宁省而得名。因形态与有效成分与野山参相似,故行家称之为"赛山参"。

6. 朝鲜人参,因产于朝鲜而得名,又叫"高丽参"。商品又分为朝鲜红参和朝鲜白参。多为人工栽培品种。

7. 日本人参,是用中国东北原产地的人参种子在日本栽培而得的人参。商品有"东洋红参"和"东洋白参"之别。

8. 西洋参,因产于加拿大、美国等西方国家而得名。又名"洋参""西参"和"花旗参"。

9. 红参,由园参剪去支根及须根,洗净干燥后,蒸2~3小时,至参呈黄色,再烘干或晒干而成。目的:利于贮藏,保持较长时间不变质。

10. 白糖参,用糖汁浸透人参,一般浸于糖汁中24小时以上。品质较其他参差。

11. 生晒参,直接晒干,或用硫黄熏制而成。

12. 白干参,将鲜人参主根经洗刷,刮皮后干燥而成。

13. 掐皮参,将鲜参在沸水中浸后,去掉粗皮,在周围扎上小孔,放糖汁中浸泡后,捞出晾晒至近干燥时,用手在表皮掐出皱纹,再晾

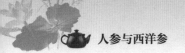

晒干燥而成。

14. 大力参,将鲜参除去支根和须根后,洗刷干净放沸水中浸泡片刻,取出晒干或烘干而成。

15. 参须,加工各种参所留下的须根,经糖汁浸或蒸制后干燥而成。

☯ 西洋参 Xiyangshen

【文献】西洋参,在我国古代本草文献不载。始见于清代吴仪洛《本草从新》:西洋参,苦寒,味甘,味厚气薄。主产于加拿大、美国等西方国家。20世纪80年代我国引种栽培成功。目前已成为世纪第三大西洋参生产国。

清代赵学敏《本草纲目拾遗》在西洋参条:"洋参似辽参之白皮泡丁,味类人参,惟性寒,宜糯米饭上蒸用,甘苦,补阴退热,姜制,益元扶正气。"

近代本草文献对西洋参都有详细论述,认为西洋参性凉,味苦、甘。入肺、胃二经。功能补阴,清肺热,生津,止咳。并认为:中国人参温补,西洋参凉补,疗效各有千秋,可视患者实际情况选用。详见《神农本草经药物古今临床应用》西洋参条。

【处方用名】西洋参——五加科 *Araliaceae*.

此系五加科 *Arliaceae* 人参属 *Panax* 植物西洋参 *Panax quinque-folium* L. 的根。

【性味归经】性凉,味甘、微苦。归心、肺、肾经。

【功能主治】补气益阴,清热生津。用于气虚阴亏,内热消渴,咳喘,瘀血,虚热烦倦,消渴,口燥咽干等。

【药材鉴别要点】

本品呈纺锤形、圆柱形或圆锥形,长3~12cm,直径0.8~2cm。无芦头,无侧根与须根。表面淡棕黄色或类白色,上部有密集的横环纹,全体可见明显的纵皱纹,质轻松,断面平坦,淡黄白色。气微香,味微苦、甜。

因加工方法不同分为"厚皮参"(带有栓皮);"去皮参"或"光皮西洋参"(即将原皮参再湿润撞去外皮,用硫黄熏后晒干)。

【饮片鉴别要点】

饮片呈圆形薄皮,直径 0.8~2cm。表面(饮片边缘)黄白色至浅灰黄色。质坚实,切面平坦,略显粉性,浅黄白色。皮部可见密集黄棕色点状树脂道。形成层环纹棕黄色,习称"玉栏",木部略显放射状纹理。气微而特异。味微苦、甘。

 本草解读——生晒参冒充西洋参特征

多为 2~3 年生人参,呈纺锤形、圆锥形至圆柱形,长 3~12cm,直径 0.6~1.5cm。表面灰黄色,较粗糙,全体有疏浅断续的粗糙纹及粗而深的纵皱纹。质较松,易折断,折断面不平坦,淡黄白色,显粉性。皮部与木部中心多具放射状裂隙,形成层环纹棕黄色,皮部黄棕色的点状树脂道不明显且稀疏。气香,味苦无回甜感。

本草解读——前人对临床使用人参告诫

清·徐大椿《神农本草经百种录》:"凡补气之药皆属阳,惟人参能补气,而体质属阴,故无刚燥之病,而又能入于阴分,最为可贵。然力大而峻,用之失宜,其害亦甚于他药也。今医家之用参救人者少,杀人者多。盖人之死于虚者十之一二,死于病者十之八九。人参长于补虚,而短于攻疾。医家不论病之已去未去,于病久,或体弱,或富贵之人,皆必用参。一则过为谨慎,一则借以塞责,而病家亦以用参为尽慈孝之道。不知病未去而用参,则非独元气不充,而病根遂固,诸药罔效,终无愈期。故曰杀人者多也。或曰:仲景伤寒方中,病未去而用参者不少,如小柴胡、新加汤之类。何也？曰:此则以补为泻之法也。古人曲审病情至精致密,知病有分有合。合者邪正并居,当专于攻散;分者邪正相离,有虚有实。实处宜泻,虚处宜补。一方之中,兼用无碍,且能相济,则用人参以建中生津,拓出邪气,更为有力。若邪气尚盛而未分,必从专治,无用参之法也。况用之亦皆入疏散药中,从无于熟地、萸肉等药同入感证方中者。明乎此,而后能不以生人者杀人矣。人参亦草根耳,与人殊体,何以能骤益人之精血。盖人参乃升元气之药,元气下陷,不能与精血流贯,人参能提之使起,如火药藏于炮内不能升发,则以火发之。若炮中本无火药,虽以炮投火中不能发也,此补之义也。"

 临床药师与临床医师注意事项

◆ 学习和掌握人参品种有关知识,注意古代汤方中"人参"的实际意义。

◆ 注意人参饮片与西洋参饮片的鉴别要点。

◆ 现在人参的临床作用,与文献记载的临床疗效相差甚远,为什么？临床医师在使用时,一定要注意品种和量效关系。

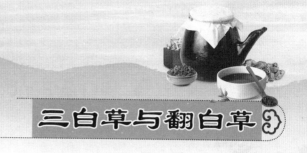

三白草与翻白草

☯ 三白草 Sanbaicao

【文献】本草始载于唐·苏敬等《新修本草》："三白草,味甘、辛、寒,有小毒。主水肿脚气,利大小便,消痰,破癖,除积聚,消疗肿。生池泽畔。"

【处方用名】三白草——三白草科 Saururaceae.

《药典》2015 年版第 12 页收载："三白草,为三白草科植物三白草 Saururus chinensis (Lour.) Baill. 的干燥地上部分。"

【性味归经】性寒,味甘、辛,有小毒。归肺、膀胱经。

【功能主治】利水消肿,清热解毒。用于水肿,小便不利,淋沥涩痛,带下;外用治疗疮痈肿毒,湿疹等。

【饮片鉴别要点】

三白草饮片呈不规则的段,茎圆柱形,有纵沟 4 条,其中一条较宽。切面黄棕色至棕褐色,中空。叶子多已破碎。完整叶经水泡后展开,叶片呈卵形至卵状披针形,先端渐尖,茎部心性,全缘,基出脉 5 条。总状花序,花小,棕褐色。蒴果近球形。气微,味淡。

《新修本草》："叶如水荭,亦似蕺,又似荇藗,叶上有三黑点,非白也,古人秘之,隐黑为白尔。高尺许,根如芹根,黄白色而粗大。"

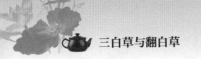 翻白草 Fanbaicao

【文献】

翻白草之名始载于明·朱橚《救荒本草》当时用着充饥野菜，不入药。

翻白草入药进入临床使用，则始见于明·李时珍《本草纲目》载："翻白草，翻白以叶之形名，鸡腿，天藕以根之味名也""鸡腿儿生近泽田地，高不盈尺。春生弱茎，一茎三叶，尖长而厚，有皱纹锯齿，面青背白。四月开小黄花。结子如胡荽子，中有细子。其根状如小术头，剥去赤皮，其内白色如鸡肉，食之有粉。小儿生食之，荒年人掘以和饭食。"

【处方用名】翻白草——蔷薇科 *Rosaceae.*

《药典》2015 年版一部第 383 页收载："翻白草，为蔷薇科植物翻白草 *Potentilla discolor* Bge. 的干燥全草。"

【性味归经】性平，味甘、微苦。归肝、胃、大肠经。

【功能主治】清热解毒，止痢，止血。用于湿热泻痢，痈肿疮毒，血热吐衄，便血，崩漏等。

李时珍："疔毒初起，不拘已成未成。用翻白草十科，酒煎服，出汗即愈。"

【饮片鉴别要点】

饮片呈不规则的段，茎质硬而脆，折断面平坦，呈灰白色至黄白色。单数羽状复叶，叶片多皱缩，浸水展平后呈长圆形至长椭圆形，表面暗绿色至灰绿色，叶背面密被白色绒毛，边缘有粗锯齿。气微，味甘、微涩。

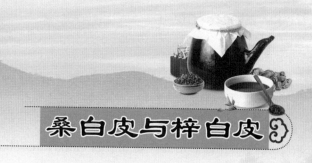

桑白皮 Sangbaipi

【文献】《本经》载："桑根白皮,味甘寒。主伤中,五劳六极,羸瘦,崩中,脉绝,补虚益气,生山谷。"

【处方用名】桑白皮——桑科 Moraceae.

《药典》2015 年版一部收载:"桑白皮,为桑科植物桑 Morus alba L. 的干燥根皮。"

【性味归经】性寒,味甘。归肺经。

【功能主治】泻肺平喘,利水消肿。用于肺热喘咳,水肿胀满,尿少,面目肌肤浮肿等。桑白皮现代用量 10~15g,生用利水消肿,蜜炙用止咳平喘。

【药材鉴别要点】

药材呈扭曲的卷筒状、槽状或板片状,厚 1~4mm,长短不一。外表面白色或淡黄白色,较平坦,有的残留橙黄色或棕黄色鳞片状粗皮;内表面黄白色或灰黄色,有细纵纹。体轻,质韧,纤维性强,难折断,易纵向撕裂,撕裂时有粉尘飞扬。气微,味微甜。

【饮片鉴别要点】

饮片呈不规则横切丝状,外表面黄白色有时可见黄棕色粗皮,内表面淡黄白色,有细纵纹,体轻,质韧,断面纤维性强,易纵向撕裂,撕裂时有粉尘飞扬。气微,味微甜。

蜜炙桑白皮,呈深黄色,气焦香,味甜。

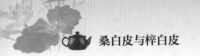

◆ 目前市面上作桑皮入药的非正常品种有：桑科植物鸡桑 Morus austrlis Poir. 华桑 Morus cathayana Hemsl. 蒙桑和桑科植物构树 Broussonetia papyrifera（Linn.）Vent. 桑科植物 Cudrania tricuspidata（Carr.）Bur. 等的根皮，药学人员要注意鉴别。

梓白皮 Zibaipi

【文献】

梓白皮始载于《本经》，历代本草文献均有记载，现代教科书和《药典》未收载。

《本经》载："梓白皮，味苦寒。主热，去三虫。叶捣敷猪创。饲猪肥大三倍。生山谷。"

【处方用名】梓白皮——紫葳科 Bignoniaceae.

梓白皮，为紫葳科 Bignoniaceae. 植物梓 Catalpa ovata G.Don 的树皮。

【性味归经】性寒，味苦。归胆、胃经。

【功能主治】清热，解毒，杀虫。治疗时病发热，湿热黄疸，反胃，皮肤瘙痒，疥疮等。

【药材鉴别要点】

梓白皮呈块片状，大小不等，皮片多呈卷曲状，外表栓皮层棕褐色，皱缩，具不明显的皮孔，有小支根脱落的痕迹。栓皮层易脱落，内表面黄白色，平滑细致，有细小的网状纹理，断面不整齐，呈纤维状，性寒，味苦、涩。

按：梓白皮，目前市面上无该品种，未进入医院药房调配，但在民间广泛应用，已有几千年的药用历史，国内外对其研究成果颇多，关于梓白皮与桑根临床应用区别点可参阅:《伤寒论药物古今变异与应用研究》第23-26页:梓白皮与桑白皮。

 本草解读——张仲景使用梓皮情况

仲景用梓白皮,仅见麻黄连轺赤小豆汤一方。用量:一升。仲景云:"伤寒瘀热在里,身心发黄,麻黄连轺赤小豆汤主之。"方中梓白皮清热利湿。正如黄元御所云:"梓白皮苦寒清利,入胆胃而泄湿热,湿热消则黄自退。"《伤寒论讲义》"麻黄连轺赤小豆汤"方解:"生梓白皮苦寒清热除湿以退黄……惟梓白皮药肆不备,可代以桑白皮,或再加茵陈。"此说不妥,易造成后学者误解。桑白皮和梓白皮的基原、性味、归经、临床性效迥别,梓白皮在我国资源极为丰富。梓白皮苦寒,清热除湿退黄,决不能用桑白皮代替。《订正伤寒论》指出:"无梓白皮,以茵陈代之。"其说可取。

 临床药师注意事项

◆ 桑白皮与梓白皮不为同一药物,使用时注意区分。
◆ 掌握伪品桑白皮与正品桑白皮的鉴别要点。

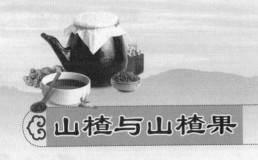

山楂与山楂果

山楂 Shanzha

【文献】山楂始载于唐·苏敬《新修本草》，原名"赤爪"："赤爪木，味苦寒，无毒。主水，利风头，身痒。生平陆，所在有之。实味酸冷，无毒。汁服主利，洗头及身上疮痒。一名羊梂，一名鼠查。"

【处方用名】山楂——蔷薇科 Rosaceae.

《药典》2015 年版一部第 31 页收载两个基原种："山里红 Crataegus pinnatifida Bge.var.major N.E.Br.、山楂 Crataegus pinnatifida Bge."

【性味归经】性微温，味酸、甘。归脾、胃、肝经。

【功能主治】消食化积，活血化瘀，化浊降脂。用于肉食积滞，胃脘胀满，泻痢腹痛，瘀血经闭，产后瘀阻，心腹刺痛，胸痹心痛，疝气疼痛，高血脂等。

【饮片鉴别要点】

山楂饮片呈圆形片，皱缩不平，直径 1~2.5cm，厚 0.2~0.4cm。外皮红色，具皱纹，具明显灰白色小斑点。果肉肥厚，深黄色至浅棕色。中部横切片具 5 粒浅黄色果核，果核脱落显中空，有的饮片可见短而细的果梗或花蕊残迹。有的饮片可见宿存的花萼，习称"石榴嘴"。气微清香，味酸涩，微甜。以果实个大，皮红，果肉肥厚，核少，干燥者为佳。

本草解读——关于山楂、麦芽、谷芽、鸡内金等消食药生用和炮制品应用问题

山楂酸甘，微温不热，功善消食化积，能治疗各种饮食积滞，尤为

消化油腻肉食积滞之要药。

山楂等消食药均含有一定的消化酶,不耐高温,一般在60℃以上就被破坏掉了,失去了这类酶的生理活性,主张这类药物生用为好。但中医认为,山楂味酸,过酸伤齿,尤其对小儿和老年人,所以又主张用糖麸炒或清炒、炒焦用。用于儿童或老年人。对于身强力壮的年轻人主张生用为宜,且活血祛瘀之力更强。

山楂果 Shanzhaguo

【文献】古代医药文献不载。《四川中药材标准》2010年版一部第45页,收载两个基原种:云南山楂 *Crataegus scabrifolia*(Franch.)Rehd. 湖北山楂 *Crataegus hupehensis* Sarg.

【处方用名】山楂果——蔷薇科 *Rosaceae.*

【性味归经】性微温,味酸、甘。归脾、胃、肝经。

【功能主治】消食健胃,行气散瘀。用于肉食积滞,胃脘胀痛,泻痢腹痛,瘀血经闭,产后瘀阻,心腹刺痛,疝气疼痛等。

【饮片鉴别要】山楂果多呈半球形,类圆形或厚原片,直径1~2cm(较山楂瘦小)。外皮褐红色至红棕色,具皱纹。皮面可见不明显的灰色或浅棕色小斑点。果肉薄,黄棕色。果核5粒,不易脱落。质硬。味酸涩。类球形者可见残留果梗或花萼残迹。

 临床药师注意事项

◆ 注意山楂古今临床用药情况。

◆ 山楂炮炙目的及临床性效变化。

◆ 注意生山楂在心脑血管疾病的应用与计量关系。

山栀子（仁）与山枝子（仁）

山栀子（仁）Shanzhizi（ren）

【文献】山栀子之名出自《药性论》。栀子入药始载于《本经》："栀子，味苦寒。主治五内邪气，胃中热气，面赤酒疱皶鼻，白癞赤癞疮疡。一名本丹。"

【处方用名】栀子（仁）——茜草科 *Rubiaceae.*

《药典》2015 年版一部第 248 页收载："栀子，为茜草科植物栀子 *Gardenia jasminoides* Ellis. 的干燥成熟果实。"

【性味归经】性寒，味苦。归心、肺、三焦之经。

【功能主治】泻火除烦，清热利湿，凉血解毒。外用消肿止痛。用于热病心烦，湿热黄疸，淋证涩痛，血热吐衄，目赤肿痛，火毒疮痈；外治扭挫伤痛。

【饮片鉴别要点】

1. 生品饮片，呈长卵圆形或椭圆形。具 6 条翅状纵棱，棱间常有一条明显的纵脉纹，表面红黄色或棕红色，长 1.5~3.5cm，直径 1~1.5cm 并有分枝。顶端残存萼片，基部稍尖，有残留果梗。果皮薄而脆，略有光泽；内表面色较浅，有光泽，具 2~3 条隆起的假隔膜。种子多数，扁卵圆形，集结成团，深红色或红黄色，表面密具细小疣状突起。气微，味微酸而苦。

2. 炮制饮片，呈不规则的碎块。果皮表面红黄色至棕红色，有的可见翅状纵横，种子多数，扁卵圆形，深红色至红黄色，种子表面密

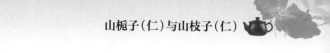

具细小疣状突起。气微，味微酸而苦。

 本草解读——形味性效解功用

《本经》有的版本写作支子。支子，原作栀子。唐·甄权《药性论》作山栀子。支子，通"栀子"。《说文》云："栀，黄木可染者。"《本草经集注》及《新修本草》等文献作栀子。

曹元宇云：栀子入足太阳（膀胱）、手少阴（心）经药，亦入手太阳（小肠）、足阳明（胃）、足厥阴（肝）经。主治以心、肝、胃为多；入气入血，而以入血为多。性苦寒，大泻心肺之邪热，以解三焦之郁火，而厥热心痛以平。然其泻热乃瘀郁之热，而攻坚平逆亦非其所长。其最适之证，为心烦懊恼，不眠与五疸（黄疸、谷疸、酒疸、女疸、劳疸）。此二症非栀子不可。

其治疸，仲景有茵陈蒿汤，柏皮栀子汤及栀子大黄汤。此皆治五疸之要方。疸症属郁，而其本在胃。栀子入胃，涤热下行，兼走表利便，于是热消瘀解，而疸以愈。栀子入肺，而肺与大肠相表里，故亦增大肠之寒，故凡大便溏者不可用栀子。栀子治肝最多，肝郁则火生。治肝之方有泻青方、越鞠丸、加味逍遥散。栀子加于凉膈散中以治心，加于泻黄散中以治胃等，皆利用栀子能清热解郁之功。栀子亦治血瘀血热，故吐衄及血淋血痢之证亦常用之。

朱丹溪云："栀子最清胃脘之血"，然其逐瘀不如牡丹皮、桃仁。又其解血中郁热，亦偏于中上焦。《本经》文末之皮肤疾患，皆属血中郁热，且肺主皮毛，而栀子固肺经之药。旧说生用则吐，炒黑不吐。陈修园云："仲景栀子豉汤，加香豉以引吐，非栀子能吐涌也。"又云："生用，气性尚存，炒黑则为死灰无用之物矣。"

☯ 山枝子（仁）Shanzhizi（ren）

【文献】本品始载于《四川中药志》1962年版。《四川省中药材标准》2010年版,第49页收载:"山枝仁,为海桐花科海桐花属植物海金子 *Pittosporum illicioides* Mak. 皱叶海桐 *Pittosporum crispulum* Gagnep. 的干燥种子。"

【处方用名】山枝子(仁)——海桐花科 *Pittosporaceae.*

【性味归经】性寒,味苦。归肺、脾、大肠经。

【功能主治】清热解毒,利咽,涩肠固精,收敛止泻。用于咽喉肿痛,痢疾腹痛,肠炎,白带,滑精等。

【饮片鉴别要点】

该饮片呈不规则多面体颗粒,直径 3~4mm,表面红褐色至橙红色,具棱,光滑,久贮后则颜色加深,略带润光泽。一侧可见黑色点状微凹入的种脐。质硬,不易打碎;破开后可见乳白色胚乳,嗅之有油香气。气微,味涩,微辛、苦。

 临床医师与临床药师注意事项

◆ 山枝仁一名,在临床工作中常相混淆,特别是中药房调配时要引起注意,临床药师在审方时注意临床诊断和所用处方用药。

◆ 栀子同属植物水栀子 *Gardenia jasminoids* var.redicans Makino. 的果实,为非正品品种,注意鉴别。

附 水栀子鉴别要点:

药用栀子与水栀子外形相似,唯果实较大。呈倒卵形或长椭圆形,长 2~6(~7)cm,直径 1~1.5cm。深黄色或棕红色,其纵棱较高。果皮较药用栀子厚,花萼宿存。

本品一般作工业染料用,入药时只作为外敷药。

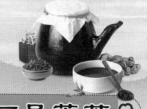

山茱萸 Shanzhuyu

【文献】本品始载于《本经》："山茱萸，味酸无毒。主治心下邪气寒热，温中，逐寒湿痹，去三虫。久服轻身。一名蜀枣。生山谷。"

【处方用名】山茱萸——山茱萸科 *Cornaceae.*

《药典》2015 年版一部第 27 页载："山茱萸，为山茱萸科植物山茱萸 *Cornus officinalis* Sieb.et Zucc. 的干燥成熟果肉。"但其英文名称："CORNI FRUCTUS" 明确标明"果实入药"。查历代本草文献和医药文献均要求果实入药。

《中国中医药报》2006 年 3 月 6 日第 2488 期载文："山茱萸中医临床应合核为用"，建议山茱萸合核入药，处方用名定为：山茱萸"CORNI FRUCTUS"；山萸肉定名为："CORNI ARILLAS。"

【性味归经】性微温，味酸涩。归肝、肾经。

【功能主治】补益肝肾，收涩固脱。用于眩晕耳鸣，腰膝酸痛，阳痿遗精，遗尿尿频，崩漏带下，大汗虚脱，内热消渴等。

【饮片鉴别要点】

饮片为不规则的片状或囊状，长 1~1.5cm，宽 0.5~1cm。表面紫红色至紫黑色，皱缩，有光泽。顶端有圆形宿萼痕，基部有果梗痕。质柔软。气微，味酸涩、味苦。

本草解读

山茱萸,入手太阴肺经、足厥阴肝经。温补肝肾,强阴固精,暖腰膝,缩小便,出汗;治鼻塞,目黄,耳鸣,耳聋,面疮。"主心下邪气",周岩认为兼入手厥阴心包经;善出汗,汗出则寒热邪亦去。《名医别录》云:"通九窍",《本草经疏》以为精气充则九窍通利,故治耳目诸病。然其主要功用则在肝与肾;肾得其温补则阳道兴,精髓添,腰膝强,小便利止,老人尿不节宜之;肝得温,则风去而痹亦随之而愈,肝得补,则虚去邪除而目黄以愈。八味丸、六味地黄丸等中用之,盖取其秘精收滑也。

张璐在《本经逢源》中云:"《经》文主治向来错简,心下邪气寒热,以至逐寒湿痹,去三虫,均非山茱萸所能为力。"

临床药师注意事项

◆ 用酒美容饮片,将发霉变质山茱萸水洗后,用醋、酒喷洒晒干。表面为紫黑色或黑色。气味带醋酒味。

◆ 用葡萄等果皮渗假饮片,根似山茱萸,颜色不正常,有着色现象,且果肉较薄而碎。

吴茱萸 Wuzhuyu

【文献】吴茱萸始载于《本经》:"吴茱萸,味辛温。主温中下气止痛,咳逆寒热,除湿血痹,逐风邪,开腠理。根,杀三虫。一名藙。生川谷。"

【处方用名】吴茱萸——芸香科 *Rutaceae.*

《药典》2015 年版一部第 171 页收载三个基原种(一个正种,二个变种):吴茱萸 *Euodia rutaecarpa*(Juss.)Benth.、石虎 *Euodia rutaecarpa*

（Juss.）Benth.var.officinalis（Dode）Huang、疏毛吴茱萸 *Euodia rutaecarpa*（Juss.）Benth.var.bodinieri（Dode）Huang。

【性味归经】性热,味辛、苦,有小毒。归肝、脾、胃、肾经。

【功能主治】散寒止痛,降逆止呕,助阳止泻。用于厥阴头痛,寒疝腹痛,寒湿脚气,经行腹痛,脘腹胀痛,呕吐吞酸,五更泄泻等。

【饮片鉴别要点】

吴茱萸为未(近)成熟果实。略呈五角状扁球形至球形,直径2~5mm。表面粗糙,暗黄绿色至褐色,有多数点状凸起或凹下的油点(室)(习称"字眼")。顶端有五角星状的裂隙,基部残留被有黄色茸毛的果梗。质硬而脆。横切面可见子房5室,每室有淡黄色种子一粒。气特异芳香而浓郁。味辛辣而苦。

 临床药师注意事项

◆ 吴茱萸有小毒,较大剂量使用可引起腹痛、腹泻、视力障碍及错觉。故不宜过量或久服。

◆ 药房审方注意:单位剂量超过《药典》规定上限剂量(6g)时,必须要求医师签字。

◆ 本品生品辛热燥烈,易耗气动火,故阴虚有热者忌服。

伸筋草与舒筋草

☯ 伸筋草 Shenjincao

【文献】伸筋草，古名"石松"。伸筋草之名，始见于清·何谏《生草药性备要》。临床应用始载于唐·陈藏器《本草拾遗》："石松，味苦，辛，温，无毒。主人久患风痹，脚膝疼冷，皮肤不仁，气力衰弱，久服好颜色，变白不老，浸酒良。"

【处方用名】伸筋草——石松科 *Lycopodiaceae.*

《药典》2015年版一部第177页载："伸筋草。石松科植物石松 *Lycopodium japonicum* Thunb. 的全草。"

【性味归经】性温，味微苦、辛。归肝、脾、肾经。

【功能主治】祛风除湿，舒筋活络。治疗风湿，关节酸痛，屈伸不利等。

【饮片鉴别要点】

伸筋草饮片呈不规则的段，茎呈圆柱形，略弯曲，叶密生茎上，螺旋状排列，皱缩弯曲，线性或针性，黄绿色至黄棕色，先端芒状，全缘。横切面皮部浅黄色，木部类白色。气微，味淡。

☯ 舒筋草 Shujincao

【文献】本品始载于《四川中药志》1962年版。《四川省中药材标准》2010年版收载："舒筋草，石松科藤石松植物藤石松

Lycopodiastrum casuarinoides（Spring.）Holub 的干燥地上部分。"

【处方用名】舒筋草——石松科 *Lycopodiaceae.*

【性味归经】性温，味微甘。归肝、脾、肾经。

【功能主治】祛风除湿，舒筋活血。用于风湿麻木，跌打损伤，筋骨疼痛，经期腰腹疼痛等。

【饮片鉴别要点】

舒筋草饮片为不规则的段，茎常弯曲而细长，黄绿色。横切片呈类圆形，边缘略呈波状，皮层较宽，约占直径 3/5。靠近木质部纤维明显增厚。主茎上之叶疏生，呈钻状披针形，顶端膜质灰白色。末回小枝上之叶三列，二列贴生于小枝的同一面，第三列贴生于另一面的中央。孢子囊穗成对着生于孢子枝末面分枝上，圆柱形。无臭，味淡。

石菖蒲与水菖蒲

石菖蒲 Shichangpu

【文献】《本经》载:"菖蒲,味辛温。主风寒湿痹,咳逆上气,开心孔,补五脏,通九窍,明耳目,出声音,久服轻身,不忘不迷,或延年。一名昌阳,生池泽。"

【处方用名】石菖蒲——天南星科 *Araceae.*

《药典》2015 年版一部收载:"石菖蒲,为天南星科植物石菖蒲 *Acorus tatarinowii* Schott. 的干燥根茎。"

【性味归经】性温,味辛、苦。归心、胃经。

【功能主治】开窍豁痰,醒神益智,化湿开胃。用于癫痫,健忘失眠,耳鸣耳聋,脘痞不饥,噤口下痢等。

【药材鉴别要点】

药材呈扁圆柱形,常有分枝,多弯曲,长 3~20cm,直径 0.3~1cm。表面棕褐色或灰棕色,粗糙,有疏密不匀的环节,节间长 0.2~0.8cm,具细纵纹,一面残留须根或圆点状根痕;叶痕呈三角形,左右交互排列,有的其上有毛鳞状的叶基残余。质硬,断面纤维性,类白色或微红色,内皮层环明显,可见多数维管束小点及棕色油细胞。气浓香,味苦辛。

【饮片鉴别要点】

饮片呈扁圆形或长条形厚片。外表皮棕褐色至灰棕色,可见环节及根痕。切面类白色或略带浅红色,呈纤维性,有明显筋脉点即油室点。气味浓烈,味苦、辛。

【中药经验鉴别专用术语】

筋脉点:筋脉指根茎类药材组织内的纤维或维管束。药材折断后,其纤维或维管束呈参差不齐的丝状,犹如身体的筋脉,又称"筋"。饮片切面上所表现出点状痕迹称之为"筋脉点"。较大之维管束痕则称之为"筋脉纹"。

 本草解读——石菖蒲药用品种详解

石菖蒲为天南星科 *Araceae* 菖蒲属 *Acorus* 植物石菖蒲 *Acorus tatarinowii* Schott 的根茎。天南星科植物有 110 属 2000 多种,我国分布有 25 属 130 余种,其中菖蒲属植物有 6 种,我国均产。目前商品药材中,菖蒲入药主要为石菖蒲和水菖蒲(*Acorus calamus* L.)。水菖蒲在民间广为应用,2015 年版《药典》以"藏菖蒲"之名收载。其他均为民间或地方习用品种:金钱蒲 *Acorus tatarinoii* Soland.var.pusillus (Siob.) Engl. 茴香菖蒲 *Acorus macrospediceus*(Yamamoto)F.N.Wei et Y.K.Li 宽叶菖蒲 *Acorus latifolius* Z.Y.Zhu 和香叶菖蒲 *Acorus xiangyeus* Z.Y.Zhu。

石菖蒲有一别名叫"九节菖蒲",系多指石菖蒲"惟石上生者,根条嫩黄,紧硬节稠,一寸九节者,是真也。"为菖蒲之最佳品。在商品中流通一种"米菖蒲"系毛茛科植物阿尔泰银莲花 *Anemone altaica* Fisch.ex C.A.Mey. 的根茎。亦习称"九节菖蒲",具有神经药理毒性,不能作为芳香开窍药使用。

水菖蒲 Shuichangpu

【处方用名】藏菖蒲——天南星科 *Araceae.*

《药典》2015 年版一部收载:"藏菖蒲,为天南星科植物藏菖蒲

Acrus calamus L. 的干燥根茎。"系藏族习用药材。民间以"水菖蒲"之名入药。

【性味归经】性温,味苦、辛。归心、胃经。

【功能主治】温胃,消炎止痛。用于补胃阳,消化不良,食物积滞,白喉,炭疽等。

【药材鉴别要点】

本品呈扁圆柱形,略弯曲,长 4~20cm,直径 0.8~2cm,表面灰棕色至棕褐色,节明显,节间长 0.5~1.5cm,具纵皱纹,一面具密集圆点状根痕;叶痕呈斜三角形,左右交互排列,侧面茎基痕周围常残留有鳞片状叶基和毛发状须根。质硬而韧,断面淡棕色,内皮层环明显,可见众多棕色油细胞小点。气浓烈而特异,味苦、辛。

【饮片鉴别要点】

饮片呈扁圆形或不规则长条形厚片,外表面灰棕色,可见明显环节及根痕。直径 0.8~1cm 或更大。切面平坦,类白色,纤维性;可见明显的环纹(筋脉点)和油室小点。气特异浓烈,味辛、苦。

 临床药师与临床医师注意事项

◆ 石菖蒲的品种鉴定与临床疗效。

◆ 注意石菖蒲别称"九节菖蒲"的品种鉴别与临床作用,并注意处方书写用名。

◆ 石菖蒲与藏菖蒲均为国家《药典》收载品种,但临床疗效有差异,处方用名与药房调配要注意区别。

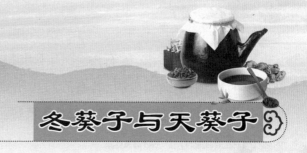

冬葵子与天葵子

冬葵子 Dongkuizi

【文献】冬葵子始载于《本经》:"冬葵子,味甘寒。主治五脏六腑,寒热羸瘦,五癃,利小便。久服坚骨长肌肉,轻身延年。"

【本经释义】

五癃:癃,淋的古称,指小便不利,排尿困难。五癃即五淋。《素问·宣明气篇》第二十三:"五气所病……膀胱不利为癃,不约为遗溺。"

五淋,即中医之五种淋病,古代文献记载各有不同。

石淋、气淋、膏淋、劳淋、热淋(《外台秘要》卷二十七)。

冷淋、热淋、膏淋、石淋、血淋(《三因极一病证方论》卷十二)。

血淋、石淋、气淋、膏淋、劳淋(《证治要诀·大小腑门》)。

对于五淋解释,见《诸病源候证·淋病诸候》详解。

气淋,又名气癃。由脾肾虚、膀胱热所致。症见小便涩痛,小腹胀满明显。

劳淋,指淋证因劳倦过度而发。"其状尿留茎内,数起不出,引小腹痛,小便不利,劳倦即发"。或小便淋漓不已,涩痛不甚,因劳倦过度而发。

膏淋,又名内淋。症见小便混浊如米泔,或如鼻涕,或如脂膏,溲行不畅。

冷淋,又名寒淋。多由肾虚而冷气客于下焦所致。《圣济总录·诸淋门》:"其状先寒战,然后便溺成淋,谓之冷淋也。"

石淋,又称作砂淋、砂石淋,多因下焦积热,煎熬水液杂质而成,症见尿出困难,阴中痛引少腹,若有砂石排出则痛解,尿多黄赤或尿血。

热淋,小便短数,热赤涩痛,伴有寒热,腰痛,小腹拘急胀痛。本病多因湿热蕴结下焦而成。

坚骨长肌肉,轻身延年:清·张志聪《本草崇原》云:"葵花开五色,四季生长,得生长化收藏之五气,故治五脏六腑之寒热羸瘦。冬葵子覆养过冬,气味甘寒而滑,故治五癃。夫膀胱不利为癃。五为土数,土不运行,则水道闭塞,故曰五癃。治五癃,则小便自利。久服坚骨,得少阴(手少阴心、足少阴肾)之气也。长肌肉,得太阴(手太阴肺、足太阴脾)之气也。坚骨长肌,故轻身延年。"

【处方用名】冬葵子——锦葵科 *Malvaceae.*

《药典》2015 年版一部收载:"冬葵果,为锦葵科植物冬葵 *Malva verticillata* L. 的干燥果实。"

千百年来,传统中医使用本品,称谓"冬葵子";蒙医使用带宿存花萼的果实,称谓"冬葵果"

【性味归经】性凉,味甘、涩。归大肠、小肠、膀胱经。

【功能主治】清热利尿,消肿。用于尿闭,水肿,口渴,尿路感染等。

唐·甄权《药性论》:"治五淋,主奶肿,能下乳汁。"

明·李时珍《本草纲目》:"通大便,消水气,滑胎,治痢。"

吴克强、臧堃堂·《中药古今应用指导》:"润肠通便,疗大肠燥结;通经下胎,治胎死腹中,难产。"

【饮片鉴别要点】

1. 冬葵果呈扁球状盘形,直径 4~7mm,外被膜质宿萼。宿萼钟状,黄绿色至黄棕色,有的略带紫色,花萼先端 5 齿裂,裂片内卷,其外有条状披针形的小苞片 3 片。果梗细短。除去花萼,果实由分果瓣 10~12 枚组成,在圆锥形中轴周围排成 1 轮,表面黄白色或黄棕色。

2. 冬葵子呈类扁圆形,形似橘瓣状,直径 1~2.5mm,表面黄白色至黄棕色,具明显隆起的环向细脉纹。种子肾形,棕黄色或黑褐色。气微,味涩。

本草解读——常见伪品鉴别要点

苘麻,系锦葵科植物苘麻 *Abutilon theophrasti* Medicus 的种子。本品呈三角状肾形。表面灰黑色至暗褐色,被白色稀疏绒毛,凹陷处有类椭圆形状种脐,淡棕色,四周有放射状细纹。种皮坚硬,子叶 2,重叠折曲。气微,味淡。

本草解读——冬葵子临床应用溯源

1. 历代医药文献均载有"冬葵子",治疗《本经》所述之病症。

2. 《药典》1977 年版一部收载冬葵子,为锦葵科植物苘麻 *Abutilon theophrasti* Medicus 的种子。

3. 《金匮要略·妇人妊娠病脉证并治第二十》载:"妊娠有水气,身重,小便不利,洒淅恶寒,起即头眩。葵子茯苓散主之……葵子一斤,茯苓三两,共为末。上二味,杵为散,饮服方寸匕,日三服。小便利则愈。"

临床医师与临床药师注意事项

◆ 注意冬葵子、冬葵果之称谓与入药部位及临床疗效。

◆ 冬葵子与苘麻子,均为锦葵科植物,其入药部位与临床性效有别,注意鉴别。

☯ 天葵子 Tiankuizi

【文献】天葵子之名始载于《分类草药性》,原名"天葵",即《本草纲目拾遗》所载"千年老鼠屎"《植物名实图考》名"紫背天葵"《新修本草》名"菟葵"。

明·兰茂《滇南本草》卷三:"天葵,味苦、辛,性寒。散诸疮肿毒,攻痈疽,排脓,定痛。治瘰疬,消散结核。治妇人奶结,乳汁不通,红肿疼痛,乳痈、乳岩,坚硬如石。服之,或溃或散。"

《中药大辞典》将天葵 *Semiaquilegia adoxoides*(DC.)Makino 收载为全草入药。性寒,味甘。消肿,解毒,利水。用于治疗瘰疬,疝气,小便不利。用天葵 15g 煮鸡蛋服食,治疗缩阴症。

将天葵子 *Semiaquilegia adoxoides*(DC.)Makino 收载为块根入药。

【处方用名】天葵子——毛茛科 *Ranunculaceae*.

《药典》2015 年版一部收载:"天葵子为毛茛科植物天葵 *Semiaquilegia adoxoides*(DC.)Makino 的干燥块根。"

【性味归经】性寒,味甘、苦;有小毒。

【功能主治】清热解毒,消肿散结,利尿。治疗痈肿疔疮,乳痈,瘰疬,淋浊,带下,肺虚咳嗽,疝气,癫痫,小儿惊风,痔疮,跌打损伤,蛇虫咬伤等。

《四川中药志》载:"利水通淋,解毒。治尿酸结石,小便淋沥不清等。"

【饮片鉴别要点】

天葵子,呈不规则的短柱状、纺锤状或块状,略弯曲,长 0.8~3cm,直径 0.5~1cm。表面暗褐色至灰黑色,具不规则的皱纹及须根或须根痕。顶端(根部头)常有茎叶残茎,外被数层黄褐色鞘状鳞片。质较软,易折断,断面皮部类白色,木部黄白色或黄棕色,略呈放射状。气微,味甘,微苦、辛。

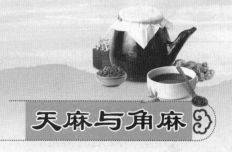

天麻 Tianma

【文献】

天麻一名始载于刘宋时代·雷敩《雷公炮炙论》："天麻，勿用御风草，缘与天麻相似，只是叶茎不同，其御风草根、茎斑叶皆白，有青点。使御风草根，勿使天麻……"

天麻入药应始载于《本经》，名"鬼督邮""赤箭"。《本经》曰："赤箭，味辛、温。主杀鬼精物，蛊毒恶气，久服益气力，长阴、肥健、轻身增年。一名离母，以名鬼督邮。生川谷。"

【处方用名】天麻——兰科 *Orchidaceae.*

《药典》2015 年版第 58 页收载："天麻，为兰科植物天麻 *Gastrodia elata* Bl. 的干燥块茎。"

【性味归经】性平，味甘。归肝经。

【功能主治】息风止痉，平抑肝阳，祛风通络。用于小儿惊风，癫痫抽搐，破伤风，头痛眩晕，手足不遂，肢体麻木，风湿痹痛等。

【药材鉴别要点】

天麻呈椭圆形或长条形，略扁，皱缩（习称"姜皮"）而稍弯曲。长 3~15cm，宽 1.5~6cm，厚 0.5~2cm。表面黄白色至淡黄棕色，有纵皱纹及潜伏芽（习称"芝麻点"）排列而成的横环纹多轮（习称"蟾蜍皮"），有时可见棕褐色菌素。顶端有红棕色至深棕色鹦嘴状（习称"鹦哥嘴""红小辫"）的芽或残留茎基。另一端有圆脐形疤痕（习称

"肚脐眼"又称"圆盘脐")质坚硬,不宜折断,断面平坦,黄白色至淡棕色,角质样(习称"宝光")。气微,味甘、微苦。

【饮片鉴别要点】

饮片呈不规则的薄片,外表皮淡黄色至淡黄棕色,有时可见点状排列的横环纹(习称"芝麻点")。切面黄白色至淡棕色。角质样,有光泽(习称"宝光"),半透明。气微,味苦。

 本草解读——关于天麻临床性效

关于天麻之临床性效,现时《中药学》《药典》等有关文献,忽略或遗弃了天麻的重要功效,对人体的补益作用,这在古代文献中已有明确记载和告诫。(详见《神农本草经药物古今临床应用解读》天麻条)

现代药理学研究证明了古人的论断是正确的:天麻所含多糖、胡萝卜苷、微量元素硒、锌、铁等,具有增强机体免疫功能,能改善心肌和脑的生理功能,改善营养血液量,提高机体耐氧能力。而目前民间用天麻炖乳鸽、蒸鸡、保健膳食等,把天麻作为补益之品,效果明显,更加佐证了古代文献关于天麻"久服益气,轻身益寿"之说。故现行天麻之功能主治应改为补中益气,平抑肝阳,息风止痉为妥。

 本草解读——赤箭、天麻之溯源

赤箭,据《证类本草》引《名医别录》和《本草衍义》,为天麻之苗,《本经》有赤箭而无天麻。在本草文献中另有赤箭一药,为寄生植物,可能是指公子天麻。

沈括云:"古方用天麻者不用赤箭,用赤箭者即无天麻,方中诸药皆用,而惟此名或别,即是天麻、赤箭本为一物。"

天麻今主以治风,于头旋眼黑最为可效,南北朝以来,始盛于医药者。李时珍云:"补益上药,天麻第一,世人止用之治风,良可惜也。"张志聪云:"天麻功同五芝,力倍五参,为仙家服食上品。"

☯ 角麻 Jiaoma

【文献】角麻,本草文献不载,《四川省中药材标准》1987年版,增补本第52页收载。《四川省中药饮片炮制规范》2002年版,第179页收载"角麻"与《四川省中药材标准》2010年版,第324页收载"角麻"内容相同:"角麻(羊角天麻),为菊科华蟹甲属植物羽裂蟹甲草 Cacalia tangutica(Maxim.)Hand-Mazz.、双舌蟹甲草 Cacalia davidii(Franch.)Hand-Mazz. 的干燥块茎。"

【处方用名】角麻——菊科 Compositae.

【性味归经】性平,味微辛;有小毒。归肝、肺经。

【功能主治】疏风止痛,祛痰止咳,清热解毒。用于阳明头痛,胸胁胀痛,咳嗽,疮痈等。

【药材鉴别要点】

药材呈长椭圆形或纺锤形,微镰状弯曲,长5~13cm,直径1~2.5cm,表面白色至淡棕色,具环节及稀疏的纵皱纹,有须根痕。两端尖,一端具残留的茎基。质坚硬,不宜折断,断面不平坦,灰色至黄白色,有的内心有空隙。气微,味微甜。

【饮片鉴别要点】

饮片呈类圆形或长圆厚片,直径1~2.5cm,可见一端残留的茎痕。表面黄白色或淡棕色,具环节及稀疏的纵皱纹,可见须根痕。质坚硬,断面暗棕色,有的饮片内心有空隙。气微,味甘、淡。

 临床药师注意事项

◆ 角麻,又叫羊角天麻,商品流通中常充当天麻,为天麻伪品之一,注意鉴别。

◆ 角麻入药,为治疗风湿痹痛要药。中药临床学术应向临床医师推荐应用。

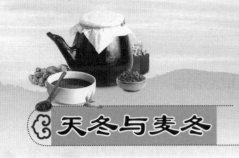

天冬与麦冬

异同讲解

天冬、麦冬甘寒清润，均能养阴清热，润燥生津。二药常相须为用，不仅能滋阴润燥，清心、肺、胃、肾之虚热，且用金水相生，畅利三焦。然天冬大寒质腻，清火润燥之力较麦冬为强，又入肺滋阴，功在上下二焦，肺肾阴虚多用之；麦冬微寒，清润之力不如天冬，且可以清心益胃，功在上中二焦，肺胃阴虚及心经有热者宜之。

麦冬、百合功效相似，均能润肺止咳，清心安神，清退虚热。然麦冬清心之力强，兼养胃生津；百合清心润肺之力较佳。

☯ 天冬 Tiandong

【文献】本品始载于《本经》："天门冬，味苦平。主诸暴风湿偏痹，强骨髓，杀三虫，去伏尸。久服轻身，益气延年。一名颠勒。生山谷。"

【本经释义】

天冬，又名天门冬。为《本经》上品。味甘，苦，性平。药性平和而偏凉，属补阴药类。

诸暴风湿偏痹：突然发作，以疼痛为主要的风湿病症。暴，指突发、突然、暴发之意。指疾病突然发作。痹，指寒、湿引起的疼痛。

强骨髓：《百效药用奇观》云："偏枯不遂，有因肾热髓枯，肺燥津竭，筋枯不荣，肉痿不用。"天冬肥厚多脂，性平，味甘苦，既能养肺阴，又能填肾阴，强骨髓。

三虫：指人体常见寄生虫。生百部可驱蛔。《诸病源候论·三虫候》："三虫者，长虫、赤虫、蛲虫、为三虫也。"即蛔虫、绦虫（又称姜片虫）、蛲虫（详见《诸病源候论》第 264 页）。

伏尸：隋·巢元方《诸病源候论·尸病诸候》："伏尸者，谓其病隐伏在人五脏内，积年不除，未发之时，身体平调，都如无患。若发动，则心腹刺痛，胀满喘急。"（详见《诸病源候论》第 128 页。）

又有学者认为，伏尸，又名劳，由于劳伤正气而感痨虫所生的病证。症见恶寒、潮热、咳喘、咯血、少气、消瘦、乏力、盗汗等。类似肺结核，多为气阴两虚或阴虚火旺所致。天冬养阴润肺，滋补肾阴，对于阴虚火旺之肺痨之症，如潮热、盗汗等，常选用天冬配以他药治之。

久服轻身，延年不老：中医临床，凡真阴不足均可配伍天冬治疗。如《医部全录》所载"保命延龄丸"用芝麻、肉苁蓉、枸杞子、五味子、核桃肉、大枣肉、茯苓等药配伍天冬，炼蜜为丸，用于安神养血，补填精髓，起弱扶衰，润泽肌肤，聪明耳目；久服乌须发，固牙齿，能夜读细字，心力不衰。

【处方用名】天冬——百合科 Liliaceae.

《药典》2015 年版一部收载："天冬，为百合科植物天冬 Asparagus cochinchinensis（Lour.）Merr. 的干燥块根。"

【性味归经】性寒，味甘、苦。归肺、肾经。

【功能主治】养阴润燥，清肺生津。用于肺燥干咳，顿咳痰黏，腰膝酸痛，骨蒸潮热，内热消渴，热病伤津，咽干口渴，肠燥便秘等。

【药材鉴别要点】

本品呈长纺锤形，略弯曲，长 5~18cm，直径 0.5~2cm。两端渐细而钝,中部肥满。表面黄白色至淡黄棕色,半透明状。对光透视可见一条不透明的细木心(中柱)。全体光滑或具深浅不等的纵皱纹,偶有残存的灰棕色外皮。质硬或柔润,有黏性,断面角质样,木心(中柱)黄白色。气微,味甜、微苦。

【饮片鉴别要点】

本品饮片为不规则薄片,多数为顺片或斜切片。表面黄白色至淡黄棕色。半透明,质硬而柔润,有黏性。断面角质样,中柱黄白色。气微,味甜、微苦。

 本草解读——小天冬

《四川省中药材标准》2010年版收载有"小天冬"为百合科天门冬属植物密齿天门冬 *Asparagus Meioclados* Levl. 的干燥块根。药材较天冬短小,长3~10cm,直径0.3~1.5cm。呈短纺锤形,其余同天冬。其饮片呈横切厚片或段,质地较硬,稍具黏性,饮片受潮后常黏结成团块。表面黄白色至黄棕色,有的可见残存的外皮。切面略呈角质样,半透明,中柱黄白色。气微,味甘、微苦。

麦冬 Maidong

【文献】本品始载于《本经》:"麦门冬,味甘平。主心腹结气,伤中伤饱,胃络脉绝,羸瘦短气。久服轻身,不老,不饥。生山谷及堤阪。"

【本经释义】

麦冬,又名麦门冬。《本经》列为上品。性平偏凉,味甘。为养阴要药。

主心腹结气:泛指中焦之疾。胃阴不足,中焦气机不畅所致,胃脘不适,嘈杂不饥,或饥不欲食,脘腹痞满等。

伤中:即脾胃所伤。

伤饱:脾胃所伤,无食欲。

胃络:即胃之大络。《素问》:"胃之大络,名曰虚里,贯膈络肺,出于左乳下,其动应衣,脉宗气也。""大络,胃外之络脉。其络,中贯膈,上络肺,横出于左乳之下……"

脉绝:心气衰败欲绝。麦冬主治"胃络脉绝",是其治疗心气虚之重症。现代药理学研究证实,麦冬可用于治疗冠心病有效。如生脉饮或生脉散(麦冬、人参、五味子)广泛用于气阴两虚之冠心病心绞痛(胸痹)。

轻身不老,不饥:麦冬,补阴增液,又为上品,故有此之效。

【处方用名】麦冬——百合科 Liliaceae.

《药典》2015年版一部收载:"麦冬,为百合科植物麦冬 Ophiopogon japonicus(L.f)Ker-Gawl. 的块根。"

【性味归经】性微寒,味甘、微苦。归心、肺、胃经。

【功能主治】养阴生津,润肺清心。用于肺燥干咳,阴虚劳嗽,喉痹咽痛,津伤口渴,内热消渴,心烦失眠,肠燥便秘。

【饮片鉴别要点】

本品呈纺锤形,两端略尖,长 1.5~3cm,直径 0.3~0.6cm。表面黄白色或淡黄色,有细纵纹。质柔韧,断面黄白色,半透明,木心(中柱)细小。气微香,味甘、微苦。嚼之发黏。

【中药经验鉴别专用术语】

木心:泛指中药材中心髓部与边缘部位形态、质地不同的部分、各种药材(饮片)不同,其木心的实质也有所不同。麦冬的木心,系指其"中柱"。

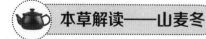 **本草解读——山麦冬**

《药典》2015年版一部同时收载山麦冬,系指百合科植物湖北麦冬 Liriope spicata(Thunb.)Lour.Var.proliferaY.T.Ma 和短葶山麦冬

Liriope muscari（Decne.）Baily 的干燥块根。其性味归经与功能主治与麦冬相同。

 临床药师注意事项

◆ 麦冬以四川绵阳为道地药材。

◆ 20 世纪 70—80 年代，曾将湖北麦冬（又叫大叶麦冬）定为麦冬伪品。

◆ 现今麦冬与山麦冬（湖北麦冬和短葶山麦冬）的常见伪品为百合科 *Liliaceae* 土麦冬属植物山麦冬 *Liriope spicata*（Thunb.）Lour. 的干燥块根。

麦冬、湖北麦冬（大叶麦冬）、山麦冬主要鉴别要点

品名	基原	长度	直径	颜色	质地
麦冬	沿阶草属	1~3cm	0.3~0.6mm	黄白色	柔韧
湖北麦冬	土麦冬属	1.2~4cm	4~9mm	类黄色	硬脆
山麦冬	土麦冬属	0.6~1.4cm	4~7mm	深黄色	硬脆

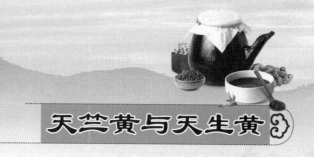

☯ 天竺黄 Tianzhuhuang

【文献】天竺黄始载于宋·《开宝本草》。宋·寇宗奭《本草衍义》："天竺黄,自是竹内所生,如黄土着竹成片,凉心经,去风热,作小儿药尤宜,和缓故也。"

《四川省中药材标准》2010 年版第 332 页收载:"天竺黄,为禾本科刺竹属植物青皮竹 *Bambusa textiis* McClure 或蒽劳竹属植物华蒽劳竹 *Schizostachyum chinense* Rendle 等数种竹内的分泌液干燥后的块状物。"

《药典》2015 年版一部第 56 页收载:"天竹黄禾本科植物青皮竹 *Bambusa textilis* McClure 或蒽劳竹属植物华蒽劳竹 *Schizostachyum chinense* Rendle 等秆内的分泌液干燥后的块状物。"

【处方用名】天竺黄——禾本科青皮竹 *Bambusa textilis* McClure 等植物因被寄生的竹黄蜂咬伤洞后,于竹间凝积的伤流液,经干涸凝结而成的块状物质。

【性味归经】性寒,味甘。归心、肝、胆经。

【功能主治】清热豁痰,凉心定惊。用以治疗热病神昏谵语,中风痰迷不语,小儿惊风抽搐,夜啼,癫痫等。

【饮片鉴别要点】

饮片呈不规则多角形的块状或片状,大小不一。表面乳白色,灰白色或灰蓝色相杂。有的洁白色呈半透明,略带光泽。质轻,松脆,易破碎。断面光亮,稍显粉性,触之有滑腻感。吸水性强,置水性强,置水中有气泡产生,不溶于水。气微,味淡,有甘凉感,舐之黏舌。

主含成分:氢氧化钾1.1%,硅质9%等。

 临床医师注意事项

◆ 天竺黄不溶于水,一般不入汤剂。入丸、散剂为宜。

☯ 天生黄 Tianshenghuang

【文献】

天生黄一名,始载于清·赵学敏《本草纲目拾遗》:"天生磺(黄)……乃昆明海洱之委也,周围三四里许,泉底产硫黄,水热如汤,投以鸡蛋可熟……治膈症;补命门火衰,余功同倭硫黄……硫黄有人造者,有天生者。天生者,为天生黄也。"

倭硫黄,"性大热,味微酸,有小毒,补下元,助阳道,益命门火衰,于老人尤宜。灭斑杀虫,治疮通血,止泻痢。"

硫黄入药则首载于《本经》:"石硫黄,味酸温有毒。主治妇人阴蚀,疽痔恶血,坚筋骨,除头秃,能化金银铜铁奇物。生山谷中。"

【处方用名】硫黄——为硫黄矿或含硫矿物冶炼而成。

《药典》2015年版一部第336页收载:"硫黄(SULFUR),为自然元素类矿物硫族自然硫,采挖后,加热熔化,出去杂质;或用含硫矿物经加工制得。"

【性味归经】性温,味酸;有毒。归肾、大肠经。

【功能主治】外用解毒杀虫疗疮;内服补火助阳通便。外治用于疥癣,秃疮,阴疽恶疮;内服用于阳痿足冷,虚喘冷哮,虚寒便秘等。

【饮片鉴别要点】

硫黄呈不规则块状。黄色或略呈绿黄色,表面不平坦,呈脂肪光泽,常有多数小孔。用手握紧放置耳也,可闻轻微的爆破声。体轻,质松,易碎,断面常呈针状结晶形。有特异臭气,味淡。

本品燃烧时熔融,火焰为蓝色,并有二氧化硫的刺激性臭气。

本草解读——形色性味解功用

曹元宇言:"石流黄……主治阴蚀,疽痔,恶血,头秃,为硫黄主要用途。至于坚筋骨,恐非硫黄所能为力。此外,《肘后》治女子阴疮,《外台》治聤耳,《梅师》治湿疱疮,无非应用硫黄之杀菌也。'坚筋骨,除头秃',《新修》作'坚筋头秃',应是较早《经》文。寇宗奭云:'石硫黄今人用治下元虚冷,元气将绝,久患寒泄,脾胃虚弱,垂命将尽,服之无不效,中病当便已,不可尽剂。世人盖知用而福,不知用久为祸。'按纯硫黄虽不可久服,但毒性并非甚大,吴普及《药性论》,均言有大毒,《别录》亦言大热有毒,应是其中夹杂它物所致,纯硫为淡黄色。"

"能化金银铜铁奇物",是指硫黄与金属类化合,制成其他药物了,是其意也。

临床药师注意事项

◆ 天竺黄不溶于水,一般不宜作汤剂,入丸、散剂为宜。处方点评时要引起注意。

◆ 硫黄有毒。外用适量,研末油调敷患处。内服量 1.5~3g,炮制后入丸散剂服。

◆ 孕妇慎用。不宜与芒硝、玄明粉同用。

威灵仙与威灵藤

☯ 威灵仙 Weilingxian

【文献】

威灵仙始载于唐·李绩（苏敬）撰《新修本草》。威灵仙进入临床应用则始于宋·掌禹锡《开宝本草》。明·李时珍《本草纲目》以铁脚威灵仙名收载："威灵仙，威，言其性猛也。灵仙，言其功神也。""其根每年旁引，年深转茂。一根丛须数百条，长者二尺许，初时黄黑色，干则深黑，俗称铁脚威灵仙以此。别有数种，根须一样，但色或黄或白，皆不可用。"

【处方用名】威灵仙——毛茛科 *Ranunculaceae.*

《药典》2015 年版收载："威灵仙为毛茛科铁线莲属植物威灵仙 *Clematis chinensis* Osbeck、棉团铁线莲 *Clematis hexapetala* Pall. 或东北铁线莲 *Clematis manshurica* Rupr. 的干燥根及根茎。"

【性味归经】性温，味辛、咸。归膀胱经。

【功能主治】祛风除湿，通经活络。用于风湿痹痛，肢体麻木，筋脉拘挛，屈伸不利等。

【饮片鉴别要点】

饮片呈不规则的段，表面黑褐色，有细纵纹，有的皮部已脱落，脱落处露出黄白色木部。横切面皮部较广，木部淡黄色，略呈方形或近圆形，皮部与木部间有裂隙。气微，味辛，辣。

本草解读——关于威灵仙一药，古今临床应用品种问题

《外科全生集》卷四方：砂仁、草果、威灵仙各等分，水煎服，治疗骨鲠咽喉。或单用威灵仙煎水服，治疗骨鲠。鲠，即鱼骨。现在的威灵仙根本无此作用，为什么？因古今所用威灵仙品种有别，差别其大，古代所用威灵仙为玄参科植物，而现今临床所用威灵仙为毛莨科藤本植物，而且有小毒。

《药典》2015 年版在威灵仙条"骨鲠咽喉"之功效被删除。

威灵仙最早入药使用时间为南北朝时期。记载于梁代方书中，而古代使用之品种为玄参科植物冷草 *Veronicastrum sibiricum*（L.）Pennell. 的全草（谢宗万.中药品种理论与应用.北京：人民卫生出版社，2008：305）。《证类本草》又名并州威灵仙、晋州威灵仙、宁化威灵仙，并附图，系玄参科植物（宋·唐慎微.重修政和经史证类备用本草.北京：人民卫生出版社（影印版），1982：263）。

☯ 威灵藤 Weilingteng

【文献】灵仙藤一名始载于《四川中药志》1962 年版。《四川省中药材标准》2010 年版，第 299 页收载："灵仙藤，为毛莨科铁线莲属植物威灵仙 *Clematis chinensis* Osbeck 的干燥地上部分。"

【处方用名】灵仙藤——毛莨科 *Ranunculaceae*.

【性味归经】性温，味辛、咸。归膀胱经。

【功能主治】祛风除湿，通经止痛。用于风湿痹痛，肢体麻木，脚气肿痛。

【饮片鉴别要点】

饮片呈不规则的段，黑褐色。根茎饮片质较坚韧，断面呈纤维性。茎纤细，圆柱形，具棱。质脆，易折断，断面灰白色。叶对生，一回羽状复叶,小叶 3~7 片,一般多为 5 片。饮片叶多已破碎。完整叶经水浸泡后展开,呈卵形至卵状披针形,长 1.5~7.5cm,宽 0.5~4cm,全缘。叶脉具毛。气微,味淡。

 临床医师与临床药师注意事项

◆ 古今威灵仙药用品种有别,注意古今威灵仙的临床效用。

◆ 注意威灵仙国家《药典》和全国统编教材对威灵仙临床性效的修订。

◆ 古今威灵仙的药用品种和药用部位的变化。

◆ 药房调配,临床医生处方用名与药房调配应付与实付品种与药用部位。

◆ 药剂科购进品种与质检、验收入库注意事项。

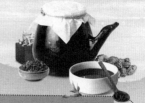

五加皮与香加皮

异同讲解

香加皮长久以来一直被当作五加皮入药,尤其是北方,不良反应报道甚多。《药典》1977年版一部,为了防范五加皮混淆使用,正式更名为"香加皮"。

市面上五加皮较少,常见用香加皮替代,注意区别和鉴定。

香加皮,又叫北五加皮(五加皮或南五加皮),最早在东北地区和沿海一带使用。原是五加皮的代用品,本品能祛风湿止痛,用于风湿疼痛,另外还有强心利尿作用,常用于心源性水肿,但没有补虚作用,不能用于补肝益肾,强筋壮骨。《药典》言其强筋骨是不可靠的。

五加皮与香加皮主要鉴别点

	五加皮	香加皮
外表面颜色	灰褐色	灰棕色或黄棕色
外表面特征	栓皮松软,常呈鳞片状,易剥落	具稍扭曲的纵皱纹和横长皮孔样斑痕
气味	微气,微辛辣而苦	有特异香气,味苦

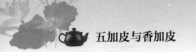

☯ 五加皮 Wujiapi

【文献】五加皮首载于《本经》:"五加皮,味辛温。主治心腹疝气,腹痛,益气,疗躄,小儿立能行,疽疮阴蚀,一名豺漆。"

【处方用名】五加皮——五加科 *Araliaceae.*

《药典》2015 年版一部第 66 页收载:"五加皮,为五加科植物细柱五加 *Acanthopanax gracilistylus* W.W.Smith. 的干燥根皮。"

【性味归经】性温,味辛、苦。归肝,肾经。

【功能主治】祛风除湿,补肝益肾,强筋壮骨,利水消肿。用于风湿痹痛,筋骨痿软;小儿行迟,体虚乏力,水肿,脚气等。

【饮片鉴别要点】

饮片为横切厚片,呈不规则的卷筒状或片块状。直径 0.4~1.4cm,厚约 0.2cm。外表面灰褐色,有稍扭曲的纵皱纹和横长皮孔样斑痕。内表面淡黄色至灰黄色,有细纵纹。体轻,质脆,易折断,断面不整齐,显灰白色。气微辛辣而苦。

🫖 本草解读——形色性味解功用

五加皮,入足三阴经(足少阴肾经、足太阴脾经、足厥阴肝经)。顺气化痰,益精坚骨,祛风胜湿,治虚劳,筋骨拘挛,阴痿囊湿,女子阴痒,小儿脚弱。今用以祛风湿,强筋骨为主,得酒良。张志聪云:"益气乃肺病气虚,五加皮益其气。"五加皮益其气,是指肾气言。

曹元宇云:"立能行",《御览》作"能立行",原作"不能行",虽于文最顺,然似原有立字,故据《新修本草》作"立能行"。唐·甄权《药性论》:"小儿三法不能行,用此便行走。"立能行即便行走之意。明·李时珍《本草纲目》引作"小儿三岁不能行",疑是据唐·甄权《药性论》所改,并非《本经》原文之义。

　　五加皮,既能祛风胜湿,又能补益肝肾,强筋壮骨。对于风湿痹痛,筋骨痿软最为相宜;用于补虚强壮,特别是对于没有风湿的儿童发育不良,五迟(小儿立迟、行迟、发迟、齿迟、语迟),五软(头软、项软、手脚软、肌肉软、口软),又名"胎弱""胎怯"或称"白痴";成年人肝肾亏虚出现之痿弱。民间素有:"宁要五加皮,不要金玉满车"之说。遗憾的是:目前各地医院,包括我们的教学医院,药房没有真正的"五加皮",用的都是代用品或伪品。

☯ 香加皮 Xiangjiapi

　　【文献】香加皮一名,见载于《四川中药志》1962年版。谢宗万《中药志》1994年版第433页收载:"香加皮,为萝藦科植物杠柳的树皮。"

　　在本草文献中,《救荒本草》卷下木部载有"木羊角科,又名羊桃科,一名小桃花,生荒野中。紫茎,叶似初生桃叶,光俊,色微带黄,枝间开红白花,结角似豇豆角,甚细而尖,每两角并生一处,味微苦酸。"经考证《救荒本草》中的木羊角科就是现今香加皮的原植物杠柳。

　　【处方用名】香加皮——萝藦科 *Asclepiadaceae.*

　　《药典》1977年版一部第414页收载:"香加皮,为萝藦科植物杠柳 *Periploca sepium* Bge. 的干燥根皮。"

　　《药典》2015年版一部,第257页收载:"香加皮,为萝藦科植物杠柳 *Periploca sepium* Bge. 的干燥根皮。"

　　【性味归经】性温,味辛、苦;有毒。归肝、肾、心经。

　　【功能主治】利水消肿,祛风湿,强筋骨。用于下肢浮肿,心悸气短,风寒湿痹,腰膝酸软等。

　　【用法用量】内服煎汤,3~6g。不宜过量服用,以免中毒。

【饮片鉴别要点】

饮片呈不规则的厚片,外表面灰棕色至黄棕色,栓皮层常呈鳞片状,易剥落。内表面淡黄色或淡黄棕色,有细皱纹。横切面呈黄白色,有特异香气,味苦,微辛。

 临床医师与临床药师注意事项

◆ 香加皮含有强心苷,具毒性,不可多服,久服。

◆ 香加皮的强心作用,其作用强度随其剂量的加大而增加,但剂量过大可使心脏停搏于收缩期。香加皮中毒,主要表现为严重心律失常,早期有恶心呕吐等胃肠道反应。临床上严格控制用量,切不可过量。

◆ 临床中药工作中,注意香加皮、五加皮、地骨皮的鉴别,切记!

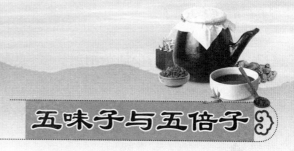

五味子与五倍子

异同讲解

　　五味子与五倍子,均味酸主收敛,均具有敛肺止咳,敛汗止汗,涩精止遗,涩肠止泻等作用,均可用于肺虚久咳,自汗盗汗,遗精滑精,久泻不止等病证。然五味子能滋肾益气,宁心安神,亦可用于治疗肺肾虚喘,津伤口渴,消渴及心悸,失眠等症,而五倍子具有清肺降火及收敛止血功能,又治肺热咳嗽,崩漏下血,便血,尿血,外伤出血等,其用于外科又能解毒、消肿、收涩敛疮等。又为"百药煎"原料。

五味子 Wuweizi

　　【文献】本品始载于《本经》:"五味子,味酸温。主益气,咳逆上气,劳伤羸瘦,补不足,强阴,益男子精。生山谷。"

　　【本经释义】五味子具五味,其中以酸为主,次以甘、辛、苦、咸味最少,味多在核中。《新修本草》注云:"五味,皮肉甘酸,核中辛苦,都有咸味,此则五味具也。"

　　益气:五味子味酸能够养阴生津,味甘能益气,故五味子既能够补气,又能养阴生津。其益气之功为历代医家所习用。孙思邈云:"五月常服五味子以补五脏气。遇夏月季夏之间,困乏无力,无气以动,与黄芪、人参、麦冬，少加黄柏煎汤服，使人精神顿加，两足筋力涌出，生用。六月常服五味子，以益肺金之气，在上则滋源，在下则补肾。"李时珍云："五味子酸咸入肝而补肾，辛苦入心而补肺，甘入中宫益脾胃。"

劳伤羸瘦：肝、肺疾患，均为消耗性疾病，此类疾病患者，多为病程日久，形体消瘦。制五味子入肺、肾，益肝益肾，故能治疗"劳伤羸瘦，补不足"。

强阴：可作"益阴"解。清·张志聪《本草崇原》："肺主呼吸，发原于肾，上下相交，咳逆上气，则肺肾不交。五味子能启肾脏之水精，上交于肺，故治咳逆上气。本于先天之水，化生后天之木，则五脏相生，精气充足，故治劳伤羸瘦，补不足。核形象肾，入口生津，故主强阴。女子不足于血，男子不足于精，故益男子精。"

叶天士曰："五味子，入足厥阴肝经……胆者担也，生气之原也。肝者敢也，以生血气之脏也。五味气温益胆，味酸益肝，益肝所以益气。肝血虚则木枯火炎，乘以不胜，病咳逆上气矣。五味酸以收之，温以行之，味过酸则肝以津，而火不炎矣，肝气不足，则不胜作劳，劳则伤其真气，而肝病乘脾，脾主肌肉，故肌肉瘦削；五味酸以滋肝，气温治劳，所以主劳伤羸瘦也。肝胆者，东方生生之脏腑，万物荣发之经也。肝胆生发，则余脏从之宣化。五味益胆气而滋肝血，所以补不足也。阴者宗筋也，肝主筋，味酸益肝，肝旺故阴强也。酸温之品，收敛元阳，敛则阴生，精者阴气之英华也，所以益男子精也。"

【处方用名】五味子——木兰科 *Magnoliaceae.*

《药典》2015 年版一部收载："五味子，为木兰科植物五味子 *Schisandra chinensis* (Turcz.) Baill. 的干燥成熟果实"，习称"北五味子"。

【性味归经】性温，味酸、甘。归肺、心、肾经。

【功能主治】收敛固涩，益气生津，补肾宁心。用于久嗽虚喘，梦遗滑精，遗尿尿频，久泻不止，自汗盗汗，津伤口渴，内热消渴，心悸失眠等。

注:用时打碎,否则影响疗效。

【饮片鉴别要点】

1. 北五味子:生品呈不规则的球形或扁球形,直径 5~8mm。表面红色、紫红色或暗红色,表面皱缩,显油润,有的表面呈黑红色或出现"白霜"。果肉柔软,气微味酸,种子 1~2 枚,肾形,表面棕黄色,有光泽,种皮薄而脆。种子破碎后有香气,味辛、苦。醋五味子,表面乌黑色,油润,稍有光泽,有醋香气,其余同生五味子。

2. 南五味子:生品呈球形或扁球形,直径 4~6mm,表面棕红色至暗棕色,干瘪,皱缩,果肉常紧贴于种子上。种子 1~2 枚,肾形,表面棕黄色,有光泽,种皮薄而脆。果肉气微,味微酸。

3. 醋南五味子:形同生品南五味子,表面棕黑色,油润,稍有光泽,有醋香气。其他同生品南五味子。

 临床医师与临床药师注意事项

◆ 前人告诫:"凡用五味子,必须锤破其核。入滋补药,蜜浸蒸,入劳嗽药生用。"现代药理学研究证实:五味子之主要治病成分在果实种子内,故用时必须打碎。入滋补药须用醋炙品。

◆ 五味子"在上入肺,在下入肾;入肺有生津济源之益,入肾有固精养髓之功"。但要用醋或黄酒炮炙后使用。且处方书写必须写明"脚注"字样,调配时必须将其种子打破才有此效。

◆ 山茱萸、炙五味子皆味酸性温,均为平补之品,具有较强的固涩作用,临床上常相配伍,用以治疗各种滑脱不固之证,然山茱萸偏重于滋补肝肾之阴,止汗固经止血力强;五味子则偏重于养心敛肺,收纳肾中耗之气,故常用于止咳平喘,生津,安神。

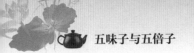

☯ 五倍子 Wubeizi

【文献】五倍子首载于唐·陈藏器《本草拾遗》："五倍子,治肠虚泄痢,熟汤服。"《开宝本草》："五倍子味苦、酸,平,无毒。疗齿宣疳䘌,肺脏风毒流溢皮肤,作风湿癣疮,瘙痒脓水,五痔下血不止,小儿面鼻疳疮。"《本草纲目》："敛肺降火,化痰饮,止咳嗽,消渴,盗汗,呕吐,失血,久痢,黄病,心腹痛,小儿夜啼,乌须发,治眼赤湿烂,消肿毒,喉痹,敛溃疮,金疮,收脱肛,子肠坠下。"明·陈嘉谟《本草蒙筌》载:"五倍子,一名文蛤。味苦、酸,气平。属金与水。无毒……俗又名百虫仓也。疗齿宣疳䘌,及小儿面鼻疳疮。治风癣痒瘙,并大人五痔下血。煎汤洗眼目,消赤肿止疼。研末染髭须,变皓白成黑。专为收敛之剂,又禁泻痢肠虚。解消渴生津,却顽痰去热。百药煎者,亦此造成。

【处方用名】五倍子——漆树科 Anacardiaceae.

《药典》2015 年版一部收载:"五倍子,为漆树科植物盐肤木 Rhus chinensis Mill.、青麸杨 Rhus potaninii Maxim. 或红麸杨 Rhus punjabensis Stew.var.sinica（Diels）Rehd.et Wils. 等树上寄生倍蚜科昆虫五倍子蚜 Melaphis chinensis（Bell）Baker 后形成的虫瘿。"

【性味归经】性寒,味酸、涩。归肺、大肠、肾经。

【功能主治】敛肺降火,涩肠止泻,敛汗止血,收湿敛疮。用于肺虚久咳,肺热痰咳,久泻久痢,自汗盗汗,消渴,便血痔血,痈肿疮毒,皮肤湿烂等。

【药材鉴别要点】

五倍子药材按形状可分为"肚倍"和"角倍"。

1. 肚倍:呈长圆形或纺锤形囊状,长 2.5~9cm,直径 1.5~4cm。表面灰褐色或灰棕色,微有柔毛。质硬而脆,易破碎,断面角质样,有光泽,壁厚 0.2~0.3cm,内壁平滑,有黑褐色死蚜虫及灰色粉状排泄物。气特异,味涩。

2. 角倍:呈菱形,具不规则的角状分枝,柔毛较明显,壁较薄。其余同"肚倍"。

【饮片鉴别要点】

饮片为不规则的角质样碎片,有光泽,表面可见显刮去柔毛的痕迹。气特异,味涩。炒五倍子饮片形同生品五倍子,表面显微黄色。

 本草解读——百药煎

"百药煎"为我国传统中医著名糯药制剂品种,为五倍子与茶叶经发酵制成的块状物。性平,味酸甘。入肺、胃经。用于润肺化痰、涩肠止泻、清热解毒。临床应用:①治疗久咳痰多、咽痛、便血、久痢、脱肛,煎服用量 3~9g。②治疗口疮、痈肿疮疡,研末调敷;牙疳,研末搽。

"百药煎"首出《本草蒙筌》:"百药煎者,亦此造成。新鲜五倍子十斤,春捣烂细,磁缸盛,稻草盖盦(盦,音 an,同庵,覆盖之意)七昼夜,取出复捣,加桔梗、甘草末各二两,又盦一七,仍捣仍盦,务过七次,捏成饼锭,晒干任用。如无新鲜,用干倍子水渍为之。肺胀喘咳不休,噙化数饼即止。"

"百药煎"现代制备方法:将五倍子捣碎,研末过筛,茶叶研。每500g 五倍子用茶叶 30g,酵糟 120g,共置容器中拌匀、捣烂、摊平,切成 3cm 见方的小块,待发酵至表面长出白霜时取出,晒干即得,贮藏于干燥处。

李时珍云:"百药煎,功与五倍子不异。但经酿造其体轻虚,其性浮收,且味带余甘,治上焦心肺咳嗽,痰饮热渴诸病,含噙尤为相宜。"

 临床医师与临床药师注意事项

◆ 学习和掌握五倍子与"百药煎"的临床应用。

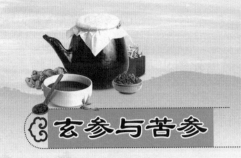

玄参与苦参

玄参 Xuanshen

【文献】玄参,本草文献首载于《本经》:"玄参,味苦微寒无毒。主治腹中寒热积聚,女子产乳余疾。补肾气,令人目明。一名重台,生川谷。"

【处方用名】玄参——玄参科 Scrophulariaceae.

《药典》2015 年版一部第 117 页收载:"玄参,为玄参科植物玄参 Scrophularia ningpoensis Hemsl. 的干燥根。"

【性味归经】性微寒,味甘、苦、咸。归肺、胃、肾经。

【功能主治】清热凉,滋阴降火,解毒散结。用于热入营血,湿毒发斑,热病伤阴,舌绛烦渴,津伤便秘,骨蒸劳嗽,目赤、咽痛、白喉、瘰疬,痈肿疮毒等。

【饮片鉴别要点】

饮片呈类圆形或椭圆形薄皮。外表皮灰褐色。切面黑色,微有光泽,有的饮片具裂隙。气特异,似焦糖,味甘,微苦。

本草解读——形色性味解功用

"玄"为黑色,故玄参又有黑参之名。清人避讳玄字,改称元,今即通称"元参",为书写便捷。

曹元宇云:玄参为手少阴(心)、足少阴(肾)、手厥阴(心包)经药。能壮水以利水,为散身中无根浮游之火之良剂,治疗懊侬不得眠,心神颠倒欲绝,烦渴,喉痹,咽痛,二便不利,伤寒阳毒发斑,骨蒸潮热,瘰疬结核,痈疽鼠瘘等证。汪昂云:"本肾药而治上焦火证,壮水以制火也。肾脉贯肝膈,入肺中,循咽喉,系舌本,肾虚则相火上炎,此喉痹、咳嗽、吐血之所由来也。潮热骨蒸,亦本与此。"

刘潜江云:"玄参所疗,皆本于气之化热,故为热所结之气,不限上下,不分虚实,皆可肃清。"邹澍云:"凡血液痰饮、六淫七情,已离乎阴,未尽着于阳,趋于热,遂与热俱化者,服此能使化于热者仍转,趋于阳者仍归,邪势不能诱引正气为附从,正气即能抗拒邪气之侵犯。"(邪不压正)

玄参味苦能发气,味咸能泄气,气微寒能发泄伏火,故治寒热积聚,而妇人产乳之后,亦多此证,故亦多能治之。

陈念祖云:"产后脱血,则阴衰而火无所制,治之以寒冷,既恐伤中,加之以峻补,又恐拒膈,惟玄参清而带微补,故为产后要药。"

《本经》言"补肾气"。卢子繇云:"元参味苦,为已向于阳,气寒为未离于阴,云补肾气者,是补肾气之枢纽,非补肾脏主藏之形质也。肾气亏,则目昏,补肾气则目明矣。治瘰疬可捣敷,亦可合连翘、海藻等内服。"

玄参苦寒利大便,凡脾虚寒泄泻者禁用之。

 本草解读——玄参与生地黄效性异同

玄参与生地黄同为玄参科药物,均能清热凉血,养阴生津,常相须为用。生地黄,清热凉血之力强,故热病出血、消渴、真阴亏耗之纯虚之证多用之。玄参苦咸降泄,泻火解毒力胜,且能软坚散结,故热毒发斑、瘰疬结核,咽喉肿痛,脱疽及阴虚火旺之证常用之。

苦参 Kushen

【文献】苦参,本草文献始载于《本经》:"苦参,味苦寒。主治心腹结气,癥瘕积聚,黄疸,溺有余沥,逐水,除痈肿。补中,明目止泪。一名水槐,一名苦識。生山谷及田野。"

【处方用药】苦参——豆科 *Leguminosae.*

《药典》2015 年版一部第 202 页收载:"苦参,为豆科植物苦参 *Sophora flavescens* Ait. 的干燥根。"

【性味归经】性寒,味苦。归心、肝、胃、大肠、膀胱经。

【功能主治】清热燥湿,杀虫,利尿。用于热痢,便血,黄疸,尿闭,赤白带下,阴肿阴痒,湿疹,湿疮,皮肤瘙痒,疥癣麻风;外用治疗滴虫性阴道炎。

【饮片鉴别要点】

苦参饮片呈类圆形或不规则厚片。外表皮棕色至棕黄色,有时可见横长皮孔突起,外皮薄,常破裂反卷,易脱落,脱落处显黄色至棕黄色,光滑。饮片切面类白色,显纤维性,具放射状纹理和裂隙。有的可见异形维管束,呈同心性环列或不规则散在。气微,味极苦。

 本草解读——形色性味解功用

苦参,为手少阴心、足少阴肾经药。泻火燥湿,补阴益精,养肝胆,利九窍,止渴醒酒,治血痢肠风黄疸,溺赤,恶疮,亦明目止泪。

苦参泻手少阴心经火,功与黄连相似,心、小肠火泻,则心腹结气,溺有余沥可已,小肠通利而水逐去也。陈念祖云:"黄连似去心脏之火为多,苦参似去心府小肠之火为多。"黄疸多属湿热,痈肿多属心火盛。苦参燥湿泻热,故并治之。积聚多属热结,玄参可以开泄之。凡热疮疹,古方中颇多用苦参。古以参类为补药,苦参在五参(人参、沙参、玄参、紫参、丹参)之外,亦也补性,然力穷不足。

《本经》言补中者,盖苦以燥湿,而脾恶湿,湿去而脾得补也。目为肝窍,肝热多泪,苦参清肝热,燥肝湿,故能明目止泪,苦参同酒、醋服可止吐。

苦参过于苦寒，凡虚而无热者忌用，而久用亦忌之。

另，沈括《梦溪笔谈》、寇宗奭《本草衍义》均言久用患腰痛，故虽云能补阴盖精。然久用实亦伤肾，用者审慎之。

 临床药师注意事项

◆ 苦参不宜与藜芦同用。

◆ 注意玄参饮片的规格要求。

◆ 注意学习《本经》和《药典》对玄参的功效描述。

◆ 注意学习苦参与黄连、黄柏、黄芩、龙胆的临床要义。

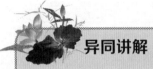

禹白附与关白附

异同讲解

　　白附子之名《本经》不载，但所载"乌头"，已包含有毛茛科植物"黄花乌头"，即现今"白附子"。

　　目前，国内以"白附子"之名入药有两种，即：天南星科植物禹白附和毛茛科植物关白附。《药典》1977 年版一部收载："关白附，为毛茛科植物黄花乌头 Aconitum coreanum (Lévl.) Rapaics 的干燥母根及子根；禹白附为天南星科植物独角莲 Typhonium giganteum Engl. 的干燥块茎。"《药典》1985 年版至 2015 年版一部删除了关白附，只收载天南星科植物独角莲为法定用药品种白附子。

　　白附子之名入药，首载于《名医别录》："白附子，主治心痛，血痹，面上百病，行药势，生蜀郡（今四川省雅安市以西或指成都），三月采。"李时珍指出："白附子，根正如草乌头之小者，长寸许，干者皱纹有节。"又云："白附子乃阳明经药，因与附子相似，故得此名，实非附子类也。"很显然，明以前古代医药文献所言白附子，应是毛茛科乌头属植物无疑。

　　《本草乘雅半偈》中云："白附子……本出高丽，及东海，新罗国（今朝鲜），今出凉州，及辽东。生砂碛下湿地，独茎，类鼠尾草，细叶周匝，生于穗间。形似天雄，根如草乌头小者，长寸许，干皱有节。"

《中药材手册》(中华人民共和国卫生部药政管理局,中国药品生物制品检验所.北京:人民卫生出版社,1990:86-88)在白附子项下分别收载:"禹白附……祛风痰,镇痉,止痛。治中风口眼㖞斜,面神经麻痹,偏头痛、破伤风、淋巴结结核,痈肿。""关白附……祛寒湿,止痛。治腰膝关节冷痛、头痛、口眼㖞斜,冻疮。"

从以上论述可以看出:在古代医方"白附子"为名入药,明代以前医方中白附子为毛茛科植物"关白附",明清以后医方中白附子应为天南星科植物"禹白附"为主。而以"独角莲"之名入药,实为"禹白附",则首载于《中国药用植物志》。历史上"独角莲"当白附子入药则在明·陈嘉谟《本草蒙筌》(1565年):"白附子,巴郡凉州俱多,砂碛卑湿才有。"所述产地生境与独角莲相似。明·李中立《本草原始》(1612年)和倪朱谟《本草汇言》(1624年)所载白附子及附图为禹白附,说明明代两种"白附子"都在临床上使用。

现在中医药界普遍认为:两种白附子均能祛风痰解痉,禹白附毒性较小,又能解毒散结,现已作为白附子正品广泛应用;关白附毒性大,功效偏于散寒湿、止痛,现已作为地方习用品种。

禹白附 Yubaifu

【处方用名】白附子(禹白附)——天南星科 Araceae.
【基原】

禹白附:天南星科犁头尖属植物独角莲 *Typhonium giganteum*

Engl. 的块茎。

【别名】

禹白附:鸡心白附,牛奶白附,麻芋子,独角莲。

【性味归经】性温,味辛;有毒。归肝、胃、脾经。

【功能主治】二药均祛风痰,止惊搐,解毒散结,止痛。用于中风痰壅,口眼㖞斜,语言謇涩,痰厥头痛,偏正头痛,喉痹咽痛,破伤风,外治毒蛇咬伤。鲜品捣烂外敷瘰疬神效。

禹白附功效侧重于化痰,息风止痉,止痛,解毒散结。为风痰要药,主治风湿痹痛。中风痰壅,口眼㖞斜,惊风癫痫,破伤风等,也用于治疗瘰疬痰核偏正头痛等。

【饮片鉴别要点】

一般已刮去粗皮,饮片皮部黄白色,表面白色,富粉性,无嗅,味淡,麻辣刺舌。

【主含化学成分】

禹白附主含琥珀酸、棕榈酸、油酸、亚油酸、亚麻酸、棕榈酸甘油酯、胆酸、尿嘧啶、缬氨酸、络氨酸、谷氨酸、β-谷甾醇、胡萝卜苷、dl-肌醇、糖蛋白凝集素、天师酸、桂皮酸等。

☯ 关白附 Guanbaifu

【处方用名】白附子(关白附)——毛茛科 *Ranunculaceae.*

【基原】

关白附:毛茛科 *Ranunculaceae* 乌头属植物黄花乌头 *Aconitum coreanum*(Lévl.)Rapaics 的块根,为古代文献所载白附子,始载于《名医别录》。

【别名】

关白附:竹节白附,黄花乌头等。关白附,《药典》2015年版收载为"非正品品种",因主产于山海关外东北三省而故名。

【性味归经】性温,味辛;有毒。归肝、胃、脾经。

【功能主治】二药均祛风痰,止惊搐,解毒散结,止痛。用于中风痰壅,口眼㖞斜,语言謇涩,痰厥头痛,偏正头痛,喉痹咽痛,破伤风,外治毒蛇咬伤。鲜品捣烂外敷瘰疬神效。

关白附侧重于祛寒湿,止痛。用于腰膝关节冷痛,头痛,口眼㖞斜,冻疮等。

【饮片鉴别要点】

一般带皮、饮片皮部棕色或褐色,可见细纵皱纹及小点状根痕。有的可见瘤状突起的侧芽痕。饮片白色,有粉性,可见多数暗色点,成环状排列或散在,无臭,味辛辣、麻舌。

【主含化学成分】

关白附主含次乌头碱(*Hypaconitine*),关附甲素、关附乙素、关附丙素、关附丁素、关附戊素。

【知识点——经验鉴别要点】

白附子在历史上,以河南禹州为集散地而故名,又形如鸡心故又名曰:"鸡心白附"。此为经验鉴别要点。

 本草解读——白附子之临证应用

1. 治疗中风痰壅、口眼㖞斜、破伤风

白附子温燥辛散,通经透络,祛风豁痰,逐寒湿,涤痰定惊搐,为治疗风痰诸疾要药。

用于中风痰壅,口眼㖞斜,半身不遂等,常与天南星、半夏、川乌等同用,如青州白丸子(《太平惠民和剂局方》卷一方):生半夏(汤洗)七两,生川乌(去皮脐)半两,生天南星三两,生白附子二两。

风痰阻滞经络,口眼㖞斜,常与全蝎、僵蚕同用,如牵正散(《杨氏家藏方》卷一方):"白附子、白僵蚕、全蝎去毒。各等分,并生用。

上为细末,每服一钱,热酒调下。"

破伤风,口撮唇紫,身体强直,常与天麻、防风、天南星等配伍应用,如玉真散(《外科正宗》卷四方):"南星、防风、白芷、天麻、羌活、白附子各等分。上为末,每服二钱,热酒一钟调服,更敷伤处。"

2. 治疗风痰眩晕,偏正头痛

白附子辛温升散,燥湿痰,散风寒,尤善上行头面。

用于风痰上犯,眩晕头痛等,常与天麻、天南星、僵蚕、麻黄、川乌、全蝎等配伍应用,如白附子丸(《丹溪心法附余》卷十二方):"炒全蝎半两,炮白附子、炮天南星、半夏、旋覆花、甘菊、天麻、川芎、橘红、炒僵蚕、生干姜各一两。上为末,生姜半斤取汁,打糊丸梧子大,煎荆芥汤下五十丸。"

白附子散(《普济本事方》卷二方):"炮白附子一两,麻黄、炮川乌、炮天南星各半两,全蝎五个,炮姜、朱砂、麝香各一分。为细末,每服一字,酒调下。"

3. 治疗痈疽肿毒、瘰疬、毒蛇咬伤

白附子具有解毒散结之功,尤以生鲜品为甚。用以治疗瘰疬,痈肿疮毒,或跌打损伤等。本品生用鲜品,捣烂外敷,治疗瘰疬,痈疽肿毒,独具疗效。

 本草解读——类药比较

★ 白附子与天南星

白附子、天南星同为天南星科植物,均能燥湿化痰、祛风止痉,为治风痰要药,常相须为用。然白附子主升上行,重在去头面风疾;痰阻经络,重在化痰通络。天南星燥湿化痰,祛风止痉力较白附子为强,以豁经络风痰为主,且应用范围较广。

★ 禹白附与关白附

禹白附与关白附,两者科属各异,所含成分不同,长期混用。禹白附祛风痰、解痉力强,且毒性较弱,常用于头面风疾顽疾之症及痉厥诸症;关白附,毒性大,性强烈,以逐寒、止痛为主,常用于风湿痹痛或头痛诸症。

为防范用药失误,调配差错,建议两药更名为:"独角莲""黄花乌头"为宜。

 本草解读——临床上如何判定和选用白附子

1.《药典》载药记录

《药典》1985 年版至 2010 年版收载白附子为禹白附。

《药典》1977 年版同时收载禹白附和关白附。

《药典》2010 年版删去了关白附。

2. 关白附与禹白附两者基原迥别,功效有异

关白附:祛寒湿、止痛。用于腰膝关节冷痛,头痛,口眼㖞斜,冻疮等。

禹白附:祛风痰,定惊搐,解毒。散结、止痛。

两种白附子均能祛风痰解痉,但禹白附毒性相对较小,功效偏重于解毒散结,现以作为白附子正品广泛应用;而关白附毒性较大,功效偏于散寒止痛,现已较少应用,但临床中,药房常两药相混用,应引起注意。

3. 本草考证古代医家使用白附子入药品种

关于历史上,古代文献医方中的白附子,其入药品种,从本草文献考证:多数专家学者认为:明代以前医方,以关白附入药为主,明清以来的方剂文献以禹白附为主。

4. 关于古代医方中"白附子"品种认定问题

临床中药学之品种理论有二:一是以历史事件来判断,以明代为限,明以前……明清以来……二是具体要看白附子在方剂中所起的作用而定较为客观:①如方剂中的白附子是用来祛痰定惊搐,则用禹

白附为宜;②方剂中的白附子是用来祛寒湿、止痛的则选用关白附为宜。如明代牵正散(白附子、白僵蚕、全蝎各等分并慎用)、玉真散(天南星、防风、白芷、天麻、羌活、白附子各等分)等方剂中的白附子,则宜选用禹白附。

5. 关于历史文献记载禹白附治疗淋巴结核有良效的问题

有文献记载用禹白附鲜品捣烂外敷治疗淋巴结核有良效。现代药理学研究证实临床重复应用,得到肯定,具有很强的重现性。但如用干品捣烂外用则无此功效,从另一方面佐证:中药鲜品临床应用的奥妙和科学性。

 临床药师与临床医师注意事项

◆ 临床药学人员学习和掌握"白附子"的药用历史,品种与临床性效的变异情况。

◆ 了解禹白附与关白附的药用历史与临床性效异同点。

◆ 临床医生掌握临证选用禹白附或关白附的决断方法。

◆ 关白附毒性较强;禹白附毒性较弱。

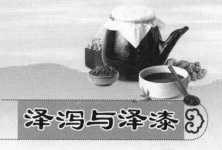

泽泻 Zexie

【文献】泽泻始载于《本经》:"泽泻,味甘寒。主风寒湿痹,乳难,消水,养五脏,益气力,肥健。久服耳目聪明,不饥,延年轻身,面生光,能行水上。一名水泻,一名芒芋,一名鹄泻。生池泽。"

【处方用名】泽泻——泽泻科 Alismataceae.

《药典》2015 年版一部收载:"泽泻,为泽泻科植物泽泻 Alisma orientale(Sam.)Juzep. 的干燥块茎。"

【性味归经】性寒,味甘、淡。归肾、膀胱经。

【功能主治】利水渗湿,泄热,化浊降脂。用于小便不利,水肿胀满,泄泻尿少,痰饮眩晕,热淋涩痛,高脂血症等。

【饮片鉴别要点】

泽泻饮片呈圆形或椭圆形厚片。外表皮黄白色或淡黄棕色,可见细小突起的须根痕。切面黄白色,粉性,有多数细孔。气微,味微苦。

盐制泽泻饮片:形状如生泽泻饮片,表面淡黄棕色至黄褐色,偶见焦斑。味微寒。

🫖 本草解读——形色性味解功用

泽泻,入足太阳(膀胱)、足太阴(脾)经,为渗湿利水要药。张志聪云:"泽泻,主治风寒湿痹者,启在下之水津,从中土而灌溉于肌腠皮肤也;乳者,中焦之汁,水津滋于中土,故治乳难;五脏受水谷之精,泽泻泻泽中土,故养五脏;肾者作强之官,水精上资,故益气力,从中土灌溉于肌腠,故肥健,水气上而后下,故消水。"叶桂云:"肾与膀胱相表里,膀胱水道通,则肾之精道固,精足则气充;肾开窍于耳,所以耳聪;水之精为目瞳子,所以明目。"

周伯度云:"仲圣五苓散、猪苓汤,猪、茯、泻并用,盖得之于《本经》。《本经》猪苓利水道,茯苓利小便,泽泻消水。《内经》三焦为水道,膀胱为水府,肾为三焦之主,合二者观之,得非猪利三焦水,茯利膀胱水,泻利肾水乎?"又云:"《本经》泽泻无起阴气之文,而《别录》有之(按:《别录》有补阴气之语)。仲圣泽泻汤治冒眩,冒眩者,支饮格于心下,下之阴不得济其上之阳,于是阳淫于上,如覆冒而眩以生,泽泻不特逐饮,且能起阴气以召上冒之阳反于本。"

寇宗奭云:"《本经》又引扁鹊云:'多服病人眼涩,……凡服泽泻散人,未有不大小便多者,小便既多,肾气焉得复实,令人止泄精,多不敢用。"

按:肾水过利,必致昏目。仲景八味丸、钱乙六味丸加之,"盖有补必有泻,相和相济,以成平补之功也"(汪昂语)。

 本草解读——川泽泻与建泽泻道地药材之解

商品中药,有川泽泻和建泽泻之分。经国家权威检查机构和日本国检测,四川省彭山县所产川泽泻各种指标达到或超过出口标准,为国内泽泻内在质量最好。

据《中国道地药材原色图说》载:泽泻主要在福建、四川、江西栽培。商品分为建泽泻(福建产)和川泽泻(四川产)。《中国药材学》认为泽泻主要在福建、四川、江西栽培,以建泽泻和川泽泻产量大。据1951年出版的《中国土产综览》记载,抗日战争以前,川泽泻出口外销畅旺时,最高年产量为600吨。现今四川彭山、眉山、夹江是川泽泻主产区之一。彭山是国家川泽泻规模化栽培基地,供全国使用,并出口日本等国。

☯ 泽漆 Zeqi

【文献】泽漆始载于《本经》："泽漆,味苦微寒。主皮肤热,大腹水气,四肢面目浮肿,丈夫阴气不足。生川泽。"

【处方用名】泽漆——大戟科 *Euphorbiaceae.*

《中药大辞典》第二版第 2068 页收载："泽漆,为大戟科大戟属植物泽漆 *Euphorbia helioscopia* L. 的全草。"

【性味归经】性微寒,味辛、苦;有毒。归肺、大肠、小肠经。

【功能主治】利水消肿,化痰止咳,解毒杀虫。主治水气肿满,痰饮喘咳,疟疾,菌痢,瘰疬,结核性瘘管,骨髓炎等。

【饮片鉴别要点】

饮片呈不规则的段。茎光滑无毛,表面黄绿色,基部饮片呈紫红色,具纵纹,质脆,易折断。叶互生,叶无柄,皱缩,全叶经水浸展开呈倒卵形至匙形,长 1~3cm,宽 0.5~2cm. 先端钝圆至微凹,基部广楔形,边缘在中部以上有锯齿。有时可见种子,卵形,表面有凸起网纹。气酸而特异,味淡。

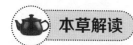 本草解读

泽漆,入手阳明大肠、手太阳小肠、手太阴肺经,善利水消肿,通淋、通便。为退热消痰止渴、利大小便之药,尤以治大腹水肿。医圣有泽漆汤,用以治疗肺咳上气,脉沉者。

🫖 临床药师注意事项

◆ 泽漆,为少常用中药,但药用历史悠久,近年来临床应用不断扩大,注意鉴别并保证临床医生用药需求。

◆ 注意学习和掌握泽泻在《本经》的记载功效和现今教科书记载内容意义。

◆ 建议大家认真学习《素问·灵兰秘典论》内容,掌握中医水液代谢过程,对掌握泽泻临床效能非常有意义。

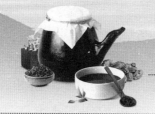

参考文献

［1］清·孙星衍,孙冯冀.神农本草经.北京:人民卫生出版社,1963

［2］清·黄奭.神农本草经.北京:中医古籍出版社,1982

［3］曹元宇.本草经.上海科学技术出版社,1987

［4］黄帝内经·素问.北京:人民卫生出版社,1963

［5］魏·吴普.吴普本草.北京:人民卫生出版社,1987

［6］雷公炮炙论.上海:上海科学技术出版社,1986

［7］隋·巢元方.诸病源候论.北京:人民卫生出版社,1982

［8］梁·陶弘景.本草经集注.北京:人民卫生出版社,1994

［9］梁·陶弘景.名医别录.北京:人民卫生出版社,1986

［10］唐·苏敬,等.新修本草.上海:上海古籍出版社,1982

［11］唐·苏敬,等.新修本草.合肥:安徽科学技术出版社,2004

［12］唐·孙思邈.备急千金要方.北京:人民卫生出版社,1982

［13］唐·孙思邈.千金翼方.北京:人民卫生出版社,1955

［14］唐·甄权.药性论.合肥:安徽科学技术出版社,2006

［15］宋·寇宗奭.本草衍义.北京:商务印书馆,1957

［16］宋·唐慎微.重修政和经史证类备用本草.北京:人民卫生出版社,1982

［17］明·李时珍.本草纲目.北京:人民卫生出版社,1963

［18］明·张介宾.景岳全书.上海:上海科学技术出版社,1986

［19］明·朱橚.救荒本草.上海:上海古籍出版社,1988

［20］明·陈嘉谟.本草蒙筌.上海:上海中医药大学出版,1994

［21］明·兰茂.滇南本草.昆明:云南人民出版社,1959

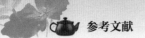

［22］明·张志聪. 本草崇原. 北京：中国中医药出版社，2008

［23］清·张璐. 本草逢源. 北京：中国中医药出版社，1996

［24］清·陈修园. 神农本草经读. 上海：上海科学技术出版社，1982

［25］清·汪昂. 本草备要. 北京：人民卫生出版社，1965

［26］清·赵学敏. 本草纲目拾遗. 北京：人民卫生出版社，1983

［27］清·徐大椿. 徐大椿医书全集. 北京：人民卫生出版社，1988

［28］吴克强，藏堃堂. 中药古今应用指导. 广州：广东科学技术出版社，2000

［29］祝之友. 伤寒论药物古今变异与应用研究. 北京：中医古籍出版社，2005

［30］谢宗万，徐有芩. 全国中草药名鉴. 北京：人民卫生出版社，1996

［31］高学敏. 中药学. 北京：人民卫生出版社，2000

［32］张廷模. 临床中药学. 上海：上海科学技术出版社，2006

［33］肖培根. 新编中药志. 北京：化学工业出版社，2002

［34］江西新医学院. 中药大辞典. 上海：上海人民出版社，1997

［35］中华人民共和国药典. 2015 年版. 北京：中国医药科技出版社，2015

［36］李鸿超，等. 中国矿物药. 北京：地质出版社，1988

［37］清·黄元御. 玉楸药解. 太原：山西科学技术出版社，2010

［38］清·吴其濬. 植物名实图考. 北京：中医古籍出版社，2008

［39］四川省中药材标准. 2010 年版. 成都：四川科学技术出版社，2011

53检